Was ich vor meinem ersten Wasserfasten gerne gewusst hätte

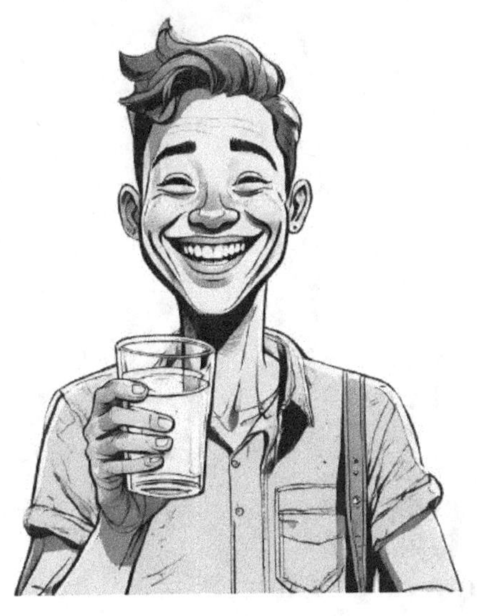

Autor:
Oliver Jürgens

Vorwort:

„Was ist denn Fasten?" „Du isst den ganzen Tag nichts?" „Ist das nicht voll ungesund? Du musst doch was essen!!!" „Also, ICH könnte das nicht!"

Die Klassiker, der letzten 10 Jahre, wenn ich erwähnte, dass ich gerade oder regelmäßig faste...

Nun, so dachte ich damals auch und ich verurteile diese Leute nicht.

Ich habe vor 10 Jahren gesundheitlich nicht weitergewusst und habe, ohne Vorwissen, 4 Wochen am Stück mit Wasser gefastet, 20 Kg abgenommen und habe durch diese Erkenntnis mein Leben absolut verändert.

Ich habe in diesen 4 Wochen einiges falsch gemacht und nicht verstanden, was mit mir passierte. Zusätzlich wunderte ich mich, warum das nicht „einfach" jeder macht, wenn man Gewichtsprobleme oder gesundheitlich nicht fit ist.

Schließlich habe ich während der 4 Wochen einen körperlich anspruchsvollen Beruf ausgeübt, mit 40 Stunden/Woche Arbeit und zusätzlich nahezu täglich gejoggt.
Ok, ich war erst 24 Jahre alt, aber das war für mich nicht der ausschlaggebende Grund, da es genügend jüngere Menschen gibt, die krank und zu dick sind.

Ich schreibe dieses Buch deshalb, weil ich mir damals genau diese Fragen gestellt habe.

-Was passiert während des Fastens, stresst mich das nicht absolut?
-Wie bereite ich mich vor?
-Kann ich danach gleich danach Pizza essen? (NEIN! Solltest du nicht!)
-Wieviel Gewicht kann ich abnehmen?
-Intermittierendes Fasten oder Wasserfasten?
-Kann ich verhungern?
-Was ist, wenn mir schwindlig wird?
-Wohin verschwindet das Fett?
-Warum fastet nicht jeder?

Beachte bitte, dass ich keinen gesundheitlichen Hintergrund habe und es primär meine 10- jährige eigenen Erfahrungen und natürlich Informationen von Fastenexperten sind.

Zusätzlich zu erwähnen, ist, dass viele Ärzte und sogar viele Ernährungsberater (Studium bedingt) wirklich nur sehr begrenzt Ahnung vom Thema Fasten haben und sie es oftmals sehr vorsichtig angehen oder es pauschal ablehnen.
Ich wurde nach meinem Fasten von meinem Arzt gefragt, ob ich an Magersucht litt.
Verurteilt sie nicht. Sie wissen es nicht besser und wenn Ärzte etc. das Fasten anpreisen würden und tatsächlich ein Patient, wegen mangelndem Wissen, zu Schaden kommen würde, könnte es auf sie zurückgeführt werden.
Sie haben Jahre studiert und wollen ihren Beruf dafür einfach nicht riskieren.

Fasten bedeutet, Eigenverantwortung!!!

Somit nehmt dieses Buch als Hilfe, als Richtung, wie das Fasten ablaufen könnte.

Ich werde dieses Buch in einfachen verständlichen Worten schreiben, dass man es auch verstehen kann, wenn man in einer aussichtslosen Situation steckt, wie ich vor 10 Jahren und mein Leben ein purer Stress war. Ich lieber blind losgefastet habe und mir damals noch komplizierte Begriffe wie z.B. Insulin, Leptin, Kortisol fremd waren.

Inhaltsverzeichnis

Wie kam ich zum Fasten?

Ich war 24 Jahre alt, habe normal gearbeitet und, wie verrückt, Muskelaufbau betrieben.
Masse und Kraft war mein Ziel. Dafür habe ich 3-4x in der Woche hart trainiert und alles! wirklich alles gegessen, was mir auf den Teller kam... vor und nach dem Training. Natürlich durften die Partys mit viel Alkohol, an Wochenenden, nicht fehlen.

Es war purer STRESS für den Körper und meinen Darm.

Eines Tages schlug mir ein Freund leicht auf die Brust und ich bekam dort einen riesigen blauen Fleck. Keine große Sache, dachte ich.
Nach 3 oder 4 Wochen wurde er trotzdem immer größer.
Ein Freund nötigte mich zum Hausarzt. Dieser hat mich direkt ins Krankenhaus verlegt, wegen Verdacht auf Blutkrebs. Ich lag nun auf der Onkologie (Krebsabteilung).

Wer schon einmal auf der Krebsabteilung lag oder zu Besuch war, hat miterlebt, dass dort wirklich keine gute Stimmung herrscht. Ich bekam Kortison, um mein Immunsystem „runterzufahren", was übrigens auch bei (chronischer) Angst passiert. Ich war ruhig und habe beobachtet.

Was mir auffiel, war, dass die Patienten dort Brötchen und viel versteckten Zucker bekamen. Ich liebe Brötchen, aber vertrage sie verdauungstechnisch nicht, worauf ich nicht näher drauf eingehen muss.
Nun haben die Patienten, inklusive mir, dieses, meiner

Meinung nach, ungesundes Frühstück bekommen... was mir suspekt erschien. Ich begann diese ganze Ernährungsgeschichte mal für mich aufzurollen und war absolut verzweifelt, was ich noch essen könne.

Da lag ich nun, mein Immunsystem runtergefahren, durch das Kortison.
Zu dick, wegen meines Essverhaltens und verzweifelt. Da halfen mir dann auch nicht meine Muskeln weiter.

Gute Nachricht war... das Kortison, welches mein Immunsystem herunterfuhr, zeigte auf, dass es nur eine Autoimmunkrankheit war... Glück gehabt.
Bedeutet, dass ich zu der Zeit Bluter war und sich deshalb der blaue Fleck nicht zurückbildete. (ja, sehr simpel erklärt, aber darum geht's hier nicht)

Ich musste über mehrere Wochen das Kortison absetzen und wurde dadurch noch dicker und bekam Akne. Großartig!!!

Ich googelte, was der Grund für die ganze Misere sein könnte.
Der Darm!!!
Gesunder Darm, gesunder Mensch.
Meine Idee war: steckst du oben nichts mehr rein, kommt unten nichts mehr raus und in der Mitte beruhigt es sich.
Ja, ich habe damals wirklich so pragmatisch gedacht.

Fasten war die Idee, um den Darm zu beruhigen und Abnehmen wäre auch nicht schlecht.
Die Entscheidung war getroffen! Ich esse nichts mehr!
„Aber ich habe doch noch was im Darm, was ich nicht über Wochen darin belassen möchte!" Also Darmreinigung. Rizinusöl gekauft und runter damit. Den Rest kann man sich denken.

Die Dauer war anfangs nicht festgelegt. Ich wollte nur wieder gesund werden und habe dann aufgehört, als ich keine Symptome mehr hatte und ich mich optisch gut fühlte. Was dann „zufällig" ein Six-Pack war.

Was gibt es für Fastenarten?

Es gibt mehrere Arten zu Fasten.

Intermittierendes Fasten:

Die einfachste Methode, den Darm zu entlasten und langsam, aber sicher, die Kilos zu verlieren. Manche nennen es auch 8:16 Diät oder andere Varianten (6:18 etc.).
Das bedeutet, dass man nur in einem 8 Stundenfenster (z.B. von 8 – 16 Uhr) isst und Kalorien trinkt.
Man kann diese Variante eigentlich das ganze Leben beibehalten und sehr viele Menschen essen so und halten somit ihr Gewicht, obwohl sie auch mal Kuchen und Pizza essen können, ohne große Gewichtsprobleme zu bekommen.

Verwechsle die 8:16 Variante nicht mit 16:8, bei der man … du kannst es dir vorstellen.

Ein kleiner Rat, den ich allerdings, wenn überhaupt, nur für kurze Zeit empfehlen würde und auch nur für die Umstellung. Trink morgens 1-2 schwarzen Kaffee oder mit ein wenig Butter. Der stoppt den Hunger bis zum Beginn der 8 Stunden, in denen du isst. Kaffee ist allerdings schädlich, weshalb ich eigentlich davon abraten würde.

Saftfasten:

Man trinkt nur, optimalerweise, selbstgepresste Säfte.
Vorteil ist, dass man den Darm entlastet und er somit etwas heilen und sich entleeren kann. Es ist ein angenehmes Gefühl, nicht mehr diese ständige Fülle zu fühlen.

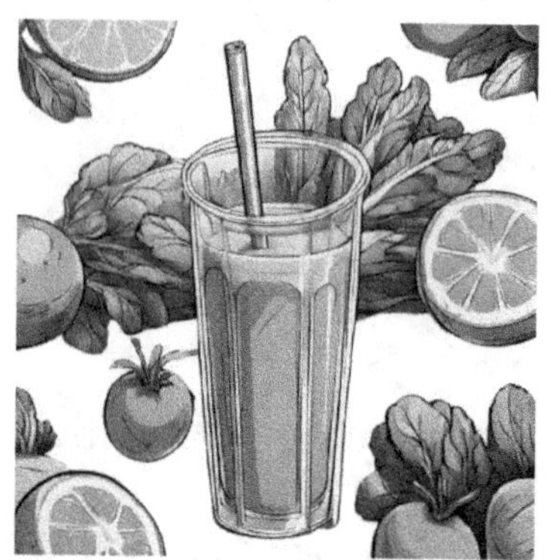

Zusätzlich hydriert man den Körper sehr gut, da das Wasser aus dem Obst leichter für die Zellen im Körper aufnehmbar ist als normales Wasser.
Nachteil ist, dass Gemüsesäfte widerlich schmecken und man fast zwangsläufig Obst, als Süße, hinzufügen muss.
Nun, Obst hat nicht ohne Grund Ballaststoffe. Der Körper nimmt so den Zucker, besonders den Fruchtzucker, zu schnell auf und dieser wird nur in der Leber verstoffwechselt. Fruchtzucker ist allerdings leider mit ein Grund, warum die Leber verfettet. Man will ja seinen Körper heilen und nicht extra noch weiter belasten.
Und die Glukose aus den Früchten, also die „Energie", soll ja beim Fasten aus den Fettreserven entnommen werden.

Ich bin persönlich kein Freund davon.
Wer es mag, kann es machen, aber man sollte sich im Klaren sein, dass, wenn man Kalorien zu sich nimmt, man strenggenommen nicht fastet. Man kann sich das natürlich so einreden, dass es bis 300-400 Kcal noch zum Fasten zählt.
Jedem das Seine.

Mehr dazu im Kapitel: Insulin

Wasserfasten:

Wasserfasten ist die Methode, auf die ich primär eingehen werde.
Sie ist anfangs schwierig, besonders, wenn man viel Zucker oder Kaffee konsumiert.
Manche legen 1x in der Woche einen Wasserfastentag ein oder auch mal eine Woche.

Man isst nichts und trinkt lediglich Wasser mit Elektrolyten (Salz), worauf ich in einem Kapitel drauf eingehe.

Auch keinen Kaffee, worauf ich im Kapitel: Unterschied zwischen Verhungern und Fasten drauf eingehe.

Man zehrt von der Energie aus den Fettreserven, entlastet den Darm und heilt den Körper. Das war mein Ziel.

Trockenfasten: (nicht für Anfänger!!!)

Ich persönlich mache es lieber als das Wasserfasten.
Trockenfasten bedeutet, dass man nichts mehr zu sich nimmt. Manche gehen in der Zeit nicht einmal duschen.
Der Körper trocknet natürlich zunächst aus, allerdings produziert er, besonders im Schlaf, sein eigenes Wasser in 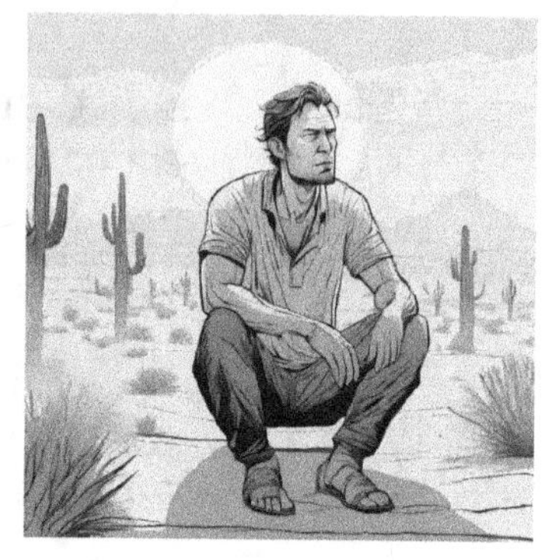 den Mitochondrien (in den Kraftwerken der Zelle)

Achtung: Man muss seinen Körper sehr gut kennen, wenn man trockenfastet, was ich also Anfängern nicht! empfehle.

Warum Wasserfasten?

Im Vorfeld habe ich ja bereits erwähnt, dass ich bei meinem ersten Fasten 20 Kg abgenommen habe.
Von 100 Kg auf 80Kg, etwa 1,9m groß.

Ich habe meine Autoimmunkrankheit durch das Kortisol unterdrückt und war somit „gesund", allerdings war es der Darm nicht. Ich hatte nur in dem Moment keine Symptome mehr.

Wie hilft dir Fasten?

Gewicht: Erstmal ist es offensichtlich, du verlierst Gewicht. Ich sage bewusst Gewicht, da es anfangs meistens lediglich Wasser ist.
Der Körper besitzt Glukosespeicher (Kohlenhydrate/Zucker) in der Leber und Muskeln, welche das 3–4-fache an Wasser halten.
Wenn man also beginnt zu fasten, verbrennt man zunächst diese Glukosespeicher (Glykogenspeicher), die sich in der Leber und Muskeln befinden und verliert somit viel gespeichertes Wasser, da Glykogen sehr Wasserbindend ist.
Das können auch mal 2kg am ersten Tag sein.
Ein freudiges Gesicht ist garantiert, wenn man nach dem ersten Tag auf der Waage steht. Allerdings nimmt man dieses Wasser auch schnell wieder zu, wenn man sich etwas mit Zucker gönnt.

Ich möchte kein Spielverderber sein, aber das stagniert recht schnell.
Die Hormone sind der wichtige Part, um abzunehmen.

Darm

Gesunder Darm, gesunder Mensch.
Eigentlich weiss jeder, dass das meiste Essen, was wir zu uns nehmen, nicht gesund ist.
Es ist meistens voll mit Zucker oder mit pflanzlichen Ölen zubereitet, was beides Entzündungen im Darm und Körper erzeugen. Die Entzündungen machen uns krank, schlapp und leider auch in/direkt dumm, da sie uns stressen und im Gehirn ihren Schaden verursachen.
Entzündungen sind wichtig bei Verletzungen, allerdings ist es schlecht, wenn man sich überhaupt verletzt. Muskelaufbau z.B. lässt Entzündungen entstehen, da es kleine Verletzungen sind und es zusätzlich noch den Körper stresst.
Durch das Fasten entlastet man den Darm für eine gewisse Zeit und somit kann sich der Darm regenerieren und die Entzündungen schwinden.

Beachte! Der Körper kann sich nur selbst heilen.

Ich kann mich noch daran erinnern, als ich als Kind einen Finger angebrochen hatte und dachte, der Arzt könnte es, auf wundersame Weise, heilen. Er hat mir lediglich eine Schiene um die Hand gelegt, damit ich die Finger nicht mehr bewege und der Körper es heilen kann. Ich war trotzdem sehr dankbar, dass der Arzt mir geholfen hat.
Diese Schiene an meiner Hand ist das Äquivalent zum Fasten für den Darm. Wenn der Darm nicht mehr arbeiten muss, somit auch nicht die Massen und besonders nicht das schlechte entzündungsfördernde

Essen verarbeiten muss, kann sich der Darm, genauso, wie mein Finger, erholen und er funktioniert später wieder besser.

Ich muss den Spruch „Gesunder Darm, gesunder Mensch" nochmals wiederholen, weil er so wichtig ist.
Viele unterschätzen die Wichtigkeit des Darms.
Es ist der Ort, in dem all das Essen landet, nachdem es im Magen zersetzt wurde.
Wenn im Darm Entzündungen entstehen, wie z.B. durch Gluten (aus Brot/Backwaren/Pizza ...), können Löcher im Darm entstehen (leaky gut = löchriger Darm). Löcher haben die Angewohnheit, etwas verschwinden zu lassen. Somit auch Essensreste, die eigentlich im Darm weiter verdaut werden sollten. Dieses Essen wird dann im Körpergegenden landen, wofür sie nicht vorgesehen sind.
Das Immunsystem erkennt es als Fremdkörper oder Gefahr und zerstört es, wofür das Immunsystem auch für vorgesehen ist. Allerdings gibt es auch Situationen, bei denen dein Immunsystem dann auch eigene Zellen mitzerstört. Man nennt diese Symptome, was man als Krankheit bezeichnet, dann Autoimmun"krankheit"; (Auto = selbst).

Auch ich habe mich damals hilflos dabei gefühlt und war dankbar, dass mein Immunsystem temporär heruntergefahren wurde, damit mein Symptom stoppte. Hätte ich dann allerdings genauso weitergegessen, wie zuvor, nun, dann hätte ich dieselben Symptome wiederbekommen und hätte eine Autoimmunkrankheit diagnostiziert bekommen. Ich hätte mich damit abgefunden und würde vermutlich Medikamente dagegen nehmen.

Autoimmunkrankheiten sind nichts, womit man spaßen sollte. Der eigene Körper wird langsam zerstört, was dir im Alltag Energie raubt und dein Immunsystem ständig in

Alarmbereitschaft hält. Man kann sich dann schwerer entspannen und wenn dann wirklich mal ein Erreger im Körper landet, könnte es eine längere oder schwerwiegendere Krankheit ergeben. Das Immunsystem entsteht ja auch nicht nur aus Luft und Liebe. Es benötigt Mineralien und Nährstoffe, um zu funktionieren.
Wenn man also schon Essen zu sich nimmt, was dem Körper schadet, werden dort auch vermutlich keine oder wenig wertvolle Proteine vorhanden sein, die dem Immunsystem nutzen könnten.

Nur weil das Eis, die Süßigkeit oder die fettige Pizza lecker aussieht, ist es kein Grund, es zu essen. Wenn der Darm gesund ist, kann man es sich gerne mal gönnen. Wenn Du allerdings danach zeitnah einen Ausschlag, Juckreiz, Kopfschmerzen oder Müdigkeit empfindest, solltest du es nicht mehr essen. Du brauchst nicht immer sofort fasten, aber immerhin die Entzündungen, also Zucker und pflanzliche Fette meiden.

Von diesem Thema können wir direkt zur Entgiftung wechseln.

Entgiftung beim Fasten

„Ich detoxe jetzt!" höre ich öfters.
Ich muss dann immer leicht schmunzeln.
Wir „detoxen", also entgiften, ständig.
Rund um die Uhr sterben Zellen ab und werden wieder
neu gebildet. Die alten Zellen werden durch die Lymphe
bzw. Lymphflüssigkeit aus dem Körper ausgeschieden.

Wie in der eigenen Wohnung, sollte man den Müll
entfernen, damit das Neue, seinen Platz finden kann.

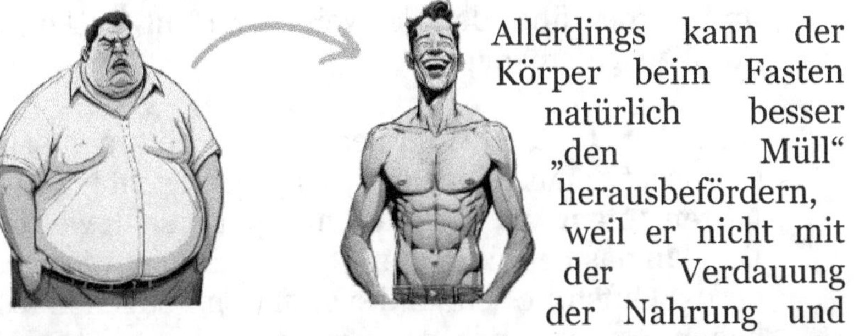

Allerdings kann der
Körper beim Fasten
natürlich besser
„den Müll"
herausbefördern,
weil er nicht mit
der Verdauung
der Nahrung und
Beseitigung der neuen ungesunden Stoffe im Essen
abgelenkt ist.

Zusätzlich zu den alten Zellen, befördert der Körper beim
Fasten natürlich auch die Stoffe aus dem Körper, die der
Körper nicht benötigt. Z.B. Medikamentenreste oder all
diese Stoffe, die den Lebensmitteln zugefügt werden, um
sie länger haltbar machen zu können. Manche nennen es
auch Schlacke. Man kann es auch einfach überflüssige
Gifte nennen.

Wie funktioniert das Entgiften und was muss ich dafür zu mir nehmen?

Da der Körper sowieso ständig entgiftet, muss man ihm lediglich Zeit und bestenfalls Ruhe geben. Die meisten Gifte im Körper, befinden sich in den Fettzellen, wenn man dann fastet, lösen sich die Fettzellen auf und lassen die gespeicherten Gifte frei. Diese werden dann in den Blutkreislauf weiter übergehen und später in die Leber und werden über den Schweiß, die Haut (Pickel) und den Stuhl ausgeschieden.

Oft hat man dann Mundgeruch, welchen man selbst auch schmeckt, manche nennen es den Ketoatem, weil beim Fasten anfangs zu viele Ketonkörper erstellt werden.
Da man das Fett über den Atem ausatmet, werden es auch oft die Giftstoffe sein, die sich in den Fettzellen festgesetzt haben. Das ist auch der Grund, warum dicke Menschen nicht vergiftet sind, wenn sie zunehmen. Das ungesunde Essen lagert sich in den Fettzellen ab und wird erst dann gelöst, wenn sie abnehmen. Da es dann wieder in den Blutkreislauf wandert, haben dicke Menschen wieder das Verlangen nach dem alten ungesunden Essen.

Man sollte beachten, mindestens etwa 15% Körperfett, also zumindest einen kleinen Bauchansatz, zu besitzen, bevor man mit einem Fasten beginnt. Es wird somit vorkommen, dass während des Fastens Kopfschmerzen, Schwindelgefühle, depressive Phasen, Aggressionen und Hautausschläge möglich sind.

Je länger und/oder intensiver man fastet, desto höher ist die Chance dann auch zu stinken.

In einem meiner letzten Trockenfasten, also auch ohne Wasser, habe ich, obwohl ich geduscht habe, extrem, am ganzen Körper gerochen, dass ich nicht mehr unter Leute ging. Allerdings fühle ich mich danach absolut gereinigt.
In der Zeit gibt´s leider kein Kuscheln.
Ähnlich wie bei starken Rauchern, die frisch geduscht sind, aber sich trotzdem ein ekliger Tabakgestank aus der Haut löst.

Die einzige Möglichkeit, diese Entgiftung, also auch diesen Geruch zu stoppen, ist, zu essen, denn, wenn der Körper wieder Nahrung bekommt, hört er sofort auf so intensiv zu entgiften. Die Nahrung bzw. die Verdauung ist nämlich Priorität und wird dann verarbeitet.

Man erkennt das Phänomen auch, wenn man mit einer Grippe im Bett liegt und keinen Hunger hat und auch keine Medikamente nimmt. Der Körper hat dann nämlich die Kapazität, jegliche Giftstoffe aus dem Körper auszuscheiden. Nur weil man dann ja krank ist, ist es ja klar, dass man auch mal riechen kann/darf.

Nach meiner Beobachtung nach, ist ein Fasten, wie eine kontrollierte Grippe. Denn, üblicherweise, ist man nach der Grippe, immer viel gesünder als vor der Grippe. Und ich hatte in den letzten 10 Jahren, in denen ich regelmäßig faste, genau eine Grippe über 5 Tage und das war nach einer persönlich wirklich stressigen Zeit. Vor dieser Zeit, als ich nie gefastet habe und sehr viel gegessen habe, hatte ich im Durchschnitt 2x Grippe pro Jahr.

Weitere Beispiele für Entgiftungen sind, z.B. Durchfall. Wenn man etwas Schlechtes gegessen hat. Bevor man also das alte Hausmittel, Salzstangen und Cola, zu sich nimmt, was hauptsächlich Zucker beinhaltet, würde ich einen Tag fasten, um den Körper zu entlasten und 3 bis 4 Liter warmes (Salz)Wasser oder warme Brühe trinken.

Ich habe auch schon erlebt, dass sich Körperstellen entzündet haben, Eiter herausfloss und schnell wieder verheilte. Innerhalb 1 Tages, was sich sonst über Tage und mit Schmerzen erstrecken würde.

Es kann nahezu alles passieren, was man sich vorstellen kann, wenn man stark genug entgiftet. Man erlebt seinen Körper neu und bekommt ein ganz neues Gefühl für ihn.
Ich finde ein Fasten immer wieder faszinierend.

Ein wichtiger Punkt sind die Kapillare. Das sind winzige fein verzweigte Blutgefäße, die neben den Arterien und Venen, den Körper mit Sauerstoff/Blut und Stoffwechselaktivitäten versorgen.
Sie sind so winzig, dass sie sehr leicht, durch Entzündungen, Gifte oder Stoffwechselendprodukte (abgestorbene Zellen) zugestopft werden können. Man merkt es im Körpergefühl, wenn man z.B. schlechtere Augen, taubes Gefühl in Fingerspitzen, kalte Füße oder generell weniger Energie hat.

Mir wurde damals immer gesagt, dass, wenn man einmal Augenprobleme hat, die Augen immer schlechter werden. Bis ich dann eine enorme Verbesserung (1 Dioptrien Unterschied) erfahren konnte.

Die Entgiftung ist ein natürlicher Teil des Lebens und das Fasten sieht man in der Tierwelt noch immer regelmäßig. Wenn ein Tier krank ist, isst es nichts mehr, damit der Körper ruhen kann und das Tier wieder gesundet.
Nur der Mensch zwingt sich zu Essen, wenn er leidet und krank ist, weil er Angst hat zu verhungern.

Fasten, also die Entgiftung des Körpers, ist leider so aus
der Mode gekommen, dass sich die Menschen leider
immer mehr vergiften, weil es „lecker ist".
Wenn der Körper dann zu überlastet ist, nennt man es
dann „Krankheit".

Zuckersucht

Die Zuckersucht ist vermutlich der schwerwiegendste Grund, warum die meisten Menschen es nicht schaffen, mit dem Fasten beginnen zu können.

„Ich brauche morgens mein Brot!" „Ohne Müsli, überstehe ich den Tag nicht." „Ohne Frühstück, bin ich unausstehlich"

Es sind so typische Aussagen...
Aber, warum?
Ich habe etliche Leute gefragt und nahezu jedes Mal kam dieselbe Antwort.
„Ich drehe sonst durch" „Ich habe doch Hunger!" „Ich überstehe den Tag sonst nicht!"

Es ist Unruhe! Mehr zu dem Thema im Kapitel: Unruhe und Fokus.

Klar, ich kenne diese Unruhe auch noch und sie haben auch recht. Ich war damals auch extrem unruhig, wenn ich morgens nichts essen konnte.

Ein Grund, warum Essen so günstig und an „jeder Ecke" erhältlich ist, ist, damit man es sich regelmäßig kaufen kann und die Menschen nicht aggressiv werden und auch ganz besonders nicht über ihre eigenen und auch nicht

über die Probleme in der Gesellschaft und Welt nachdenken.
„Satt geht nicht auf die Straße"

Was die meisten Menschen nicht wissen, ist, dass der Körper seinen eigenen „Zucker" in der Leber produziert und ist somit nicht essenziell für den Körper.
Der Körper benötigt nur die Glukose aus dem Zucker, bzw. würde sie benötigen. Einfacher Zucker (Saccharose) besteht aus 50% Glukose und 50% Fruktose.
Fruktose wird nur in der Leber verarbeitet und schadet dem Körper, ähnlich wie Ethanol, also Alkohol (natürlich nicht der Rausch).
Fruktose hört sich gesund an, da es ja in Früchten steckt, aber Früchte sind lediglich gute Wasserquellen, vielleicht auch für Vitamin C, die man auch nur mit Fruchtfleisch essen sollte, da die Ballaststoffe den Zucker langsamer freisetzen und nicht in den Mengen im Darm aufgenommen wird.
Durch Fruktose kann eine Fettleber entstehen. Weshalb heutzutage bereits viele Kinder darunter leiden. Allerdings meistens, weil sie zu viele zuckerhaltigen Getränke und Süßigkeiten essen.

Beispiel: 350ml (12oz) Orangensaft, hat so viel Fruchtzucker bzw. entsteht später so viel Ethanol im Körper, wie aus 3 x 2cl (Kurze) 40% Alkohol, aus Whisky.
Man gibt, seinen Kindern keinen Alkohol, aber trotzdem oft mal ein Glas Orangensaft. Schaut in die Gesichter der Kinder, wenn sie es trinken. Sie sind glücklich.

Der Körper hat etwa 4-5 Gramm Glukose im Blutkreislauf, was er auch wirklich benötigt.
Der Rest, den der Körper bekommt, muss mithilfe von Insulin, einem Hormon (mehr davon, im Kapitel: Hormone) in die Zellen geschleust werden, damit der Zucker keinen Schaden im Körper anrichtet.

Wir bleiben beim Thema: Sucht

Dopamin und Serotonin sind hier wichtig. Man wird beide Neurotransmitter schonmal gehört haben, besonders, wenn es sich um social Media oder harte Drogen handelt.

Zucker, insbesondere Fruchtzucker, ist ein so schönes Gefühl für das Gehirn, sodass es dich motiviert, ständig weiterzumachen. In diesem Fall, weiter zu essen oder zu trinken.
Selbst, wenn es Nacht ist, keine Süßigkeiten im Haus sind, ist das Verlangen oft so groß, dass man nochmal losfährt, um etwas zu Essen zu kaufen. Der Körper ist so motiviert, dass er dadurch Adrenalin ausschüttet und Energie erhält. Durch die Vorfreude, noch nicht durch das Essen.
Wenn man dann isst, findet man oft kein Ende.

Ich hatte das Problem oft bei der Arbeit, wenn es stressig wurde und ich dann urplötzlich Lust auf Zucker bekam. Lange wusste ich nicht, wieso und litt jahrelang unter diesem Drang, dann essen zu müssen.

Je höher der Stresslevel im Körper, desto niedriger der Dopaminlevel.
Je niedriger der Dopaminlevel, desto unmotivierter, gereizter und unfähiger ist man, sein Wissen abzurufen und sich zu erinnern.
Alzheimer hat z.B. auch oft seinen Grund in chronisch niedrigen Dopaminwerten.

Stress ist sehr oft unangenehm und wenn das Essen/der Zucker als schnelle Dopaminquelle dient, wird zugegriffen. Raucher nutzen deshalb ihre Methode.

Serotonin, das Glückshormon, wird dann später ausgeschüttet und macht gelassen und fördert die Konzentration, aber auch oft Müdigkeit.

Das Gehirn möchte immer lediglich den Schmerz vermeiden und das schöne Gefühl fühlen.

Du hattest sicher öfters diesen Moment, wenn du in Ruhe irgendwo sitzt und nichts tust, dass dir plötzlich diese Stimme im Kopf sagt, was du essen oder welches social Media Programm du öffnen sollst. Dann isst du es oder scrollst durch deinen „Feed" und merkst später, dass es dir zwar kurz besser geht, es dich aber effektiv im Leben nicht weiterbrachte.

Je öfter man dem nachgeht, desto schlimmer wird das Verlangen beim nächsten Mal.
Langeweile ist für viele Menschen Schmerz, weil sie eine unglaubliche Unruhe in sich haben und es einfach nicht ertragen können und dadurch sogar aggressiv werden können.

Deinem Gehirn ist es dann ganz egal, was du für eine Methode hast, diesen Druck/Schmerz zu stoppen.
Es ist ihm egal!!!
Deshalb handelt man auch nicht logisch.
Deshalb gibt es Menschen, die über 200-300kg wiegen, obwohl sie sich kaum noch bewegen können.

Ich wunderte mich sehr lange, warum es Menschen gibt, die obdachlos leben und/oder ihren Körper verkaufen, um etwas Geld dafür zu bekommen, um dann ihre harte Droge kaufen/konsumieren zu können.
„Das ist doch kein Leben!", war mein Gedanke.

Doch... ist es. Deren innerer Schmerz ist so groß und ihre Schamgrenze so weit gesunken, dass es ihnen nahezu egal ist, was sie dafür tun.
Solange ihr Gehirn dieses schöne Gefühl bekommt.

Ohne Leidensdruck (z.B. Geburt des Kindes oder andere starke Emotionen) wird es bei den Menschen auch schwer, einen Entzug erfolgreich durchzustehen bzw. danach auch „clean" zu bleiben.

Warum erwähne ich die harten Drogen?
Nun, ist Zucker da wirklich so anders?

Zucker ist seit der Kindheit ein täglicher Begleiter. Großeltern geben ihren Enkeln Süßigkeiten/Säfte, um ihre Aufmerksamkeit zu bekommen und um ihre Enkel glücklich zu machen.

Die obdachlosen Drogenabhängigen sind auch temporär glücklich.

Zucker ist gesellschaftlich anerkannt... verpönt, wenn man es nicht isst.
Harte Drogen dagegen nicht, bzw. verboten.

Beide schütten Dopamin im Körper aus.

Ich möchte es nicht 1 zu 1 miteinander vergleichen, aber man sollte den Ansatz im Kopf behalten.

Fruchtzucker stimuliert dieselben Areale im Gehirn, wie harte Drogen.

Natürlich können die Menschen ein normales Leben mit der Zuckersucht führen. Obwohl... wirklich?
Schau dir Raucher an. Manche müssen alle 30 min rauchen. Es ist mittlerweile nicht mehr gerne gesehen, aber damals sehr normal. Man konnte ständig seine Zigarette rauchen und wenn es nicht möglich war, wurden die Raucher nervös und konnten sich nicht konzentrieren. Ist doch ähnlich, wie bei Zucker ... oder nicht?

Schau dir die Cafés oder Eisdielen an... Das Essen in den Geschäften ist lecker, aber nicht gesund, was auch jeder weiss.

Nach einem langen Spaziergang treffen sich die Menschen in einem Biergarten oder Restaurant.
Die Bewegung tat gut, aber sie sind erschöpft. Eigentlich haben sie genügend Energie in ihrem Körper. Sie verspüren aber Stress und wollen sich belohnen, obwohl die Bewegung oder das Erlebnis eigentlich die Belohnung des Tages war. Die schnellste und einfachste Möglichkeit ist, zu essen, um den Stress zu minimieren.
Es geht dem Gehirn in dem Moment nicht um Nährstoffe, sondern nur, so leicht, wie möglich, dem Schmerz zu entgehen.
Dem Gehirn ist es nämlich egal!!!
Stressvermeidung -> einfachste Weg zu Spaß

Würde man die Menschen nun alle als Süchtige abstempeln, würde sehr viel weniger Zucker gegessen.
Man kann sich die finanziellen Einbrüche und Verluste der Berufe nicht vorstellen.

Unruhe und Fokus

Wir gehen nahtlos weiter.

Ich habe es vor meinem langen Fasten nicht glauben können.
Mein Leben hat sich um 180 Grad gewendet, als ich meine Sucht besiegt habe.
Ich war nicht mehr ständig auf der Suche nach Essen bzw. Zucker, sondern konnte mich auf wichtige Dinge konzentrieren.
Endlich...

Alles, was ich für „normal" empfand, war auf den Kopf gestellt.

Was meine ich damit?

Frühstück? Lecker Müsli oder Brötchen.
Vor der Arbeit noch eine Kola, weil ich genervt war, da es ein stressiger Tag wird.
Zwischendurch eine Tüte Süßigkeiten, oh, ein Keks... natürlich!
Abends, eine Pizza oder Nudeln und eine weitere Kola.
Ich habe mir eingeredet, dass ich die Kalorien benötige, da ich einen körperlich anstrengenden Beruf habe und ins Fitnessstudio gehe.

Der Mensch belügt sich leider sehr gerne selbst, um den Schmerz nicht spüren zu müssen.

Mein Beispiel war, zugegeben, ungesund.

Dann betrachten wir mal einen ruhigeren Büroalltag oder einen Tag der Hausfrau.

Es gibt morgens meistens Kaffee oder Tee.
Ein Brot mit Aufschnitt, Joghurt mit Früchten oder Müsli.
Mittags gibt´s Nudeln, Kartoffeln und vielleicht etwas Fleisch dazu. Gemüse darf nicht fehlen!

Abends noch Brot „eine Stulle", vielleicht Chips, Schokolade oder auch mal ein „Feierabendbier".

Zwischendurch wurde noch in die Keksschale gegriffen oder das Geheimfach in der Küche geplündert und ein Schokoriegel gefuttert.

Ich rede nicht davon, dass man davon zu dick wird.
Sondern, dass das ganze Essen ein Fluchtmechanismus ist. Ein Hilfeschrei.
Was erzählt er denn jetzt schon wieder? Hilfeschrei? Wovor soll ich denn fliehen?

Nun, als ich das erste Mal gefastet habe, hatte ich keine Ahnung, was ich da tat.
Ich war jung und habe voll gearbeitet und mich dort viel bewegt, was mich sehr abgelenkt hat. Als ich nach Hause kam, war ich noch zusätzlich joggen. Ich konnte nicht stillsitzen. Ich habe etwa 4 Stunden geschlafen und war immer aktiv. Ich hatte Entgiftungserscheinungen, wie Kopfschmerzen und Schwindel, aber das war mir in dem Alter, mit 24, egal.

Während etwa der 3ten Woche, merkte ich, dass ich ruhiger wurde.

Ich hatte trotzdem extrem viel Energie und konnte mich endlich wieder ruhig hinsetzen und normale Gespräche führen.

Es ging um Dopamin.
Wie ich bereits geschrieben habe, ist es dem Gehirn egal, wie es sein schönes Gefühl bekommt. Hauptsache ist, dass der Schmerz aufhört.

Wenn man das Gehirn mit Zucker (oder Rauchen etc.) so abhängig macht, dass es das als einfachsten Weg sieht, wird das Gehirn Hunger signalisieren. Ganz egal, ob du die Energie benötigst, oder nicht.

Mehr zum Thema im Kapitel: Unterschied zwischen Verhungern und Fasten

Wenn man dem Körper das Suchtmittel nicht mehr weiter zufügt, signalisiert das Gehirn. Hunger.
Wenn man dann allerdings nichts isst, dann gibt´s Stress!
Im Körper.
„HUNGER!!! Gib mir was zu essen!"
Beachte. Es geht hier in den wenigsten Fällen um wirklichen Hunger. Es geht um Verlangen! Schmerzreduktion!

Bei Drogenabhängigkeit geht´s auch nur um die Verminderung des Stresses und das schöne Gefühl. Eigentlich die Suche, nach dem ersten schönen Gefühl, des ersten Erlebnisses mit der Droge.

Als ich in meiner 3ten Woche des Fastens war, bemerkte ich, dass ich nicht mehr so ein starkes Bedürfnis hatte, Zucker zu essen.

Mein Gehirn suchte sich dann Alternativen, da das schöne Gefühle nicht über das Essen kam.

Die Befriedigung lag in der Arbeit, mehr Musik, mehr Gespräche mit Kunden und Bewegung, was Endorphine ausschüttet, welche den Schmerz und Hunger runterregulierten.

Durch diese Änderung des Gehirnes, nicht mehr Zucker für das schöne Gefühl zu wollen, hat es mich ruhiger gemacht. Das Gehirn suchte nun nach anderen Wegen, ein schönes Gefühl zu bekommen. Sport und Musik.

Da ich aber nicht den ganzen Tag Sport treiben konnte und auch nicht überall Musik hören konnte, musste ich wieder eine gewisse Unruhe durchleben.
Wenn man irgendwann mit den Ablenkungen im Leben aufhört, kommt solch eine Langeweile (Schmerz) hoch, dass man sie einfach durchleben muss.
Wenn man es schafft, den Bedürfnissen nicht nachzugehen, hat man dann auch mal wieder Interesse an den wichtigen Dingen, wie z.B. Lernen und das Arbeiten macht wieder Spaß.
Ich hätte damals nie gedacht, dass ich dieses Buch schreibe, geschweige denn, überhaupt freiwillig jemals ein Buch lese.

Der Stress, der durch die Langeweile entsteht und durch diese Methoden unterdrückt wird, kommt durch Kindheitstraumata, die jeder hat. Mithilfe von Dopamin lenkt man sich vom Lösen der Traumata ab.
Langeweile lässt diese schlimmen Gefühle, aus der Kindheit, hochkommen und die ständigen Ablenkungen, in unserem Leben, wie z.B. Essen, Rauchen etc. unterdrückt sie.

Es ist sehr simpel erklärt, aber ich möchte dir damit sagen, dass man die Unruhe durchstehen muss, um in die Ruhe zu kommen. Damit du endlich ein ruhiges Leben genießen kannst.

Wie bei Alkoholikern, die Höllenqualen leiden, wenn sie aufhören. Irgendwann ist der Druck weg und sie können normal/er leben.

Hormone

Jeder kennt sicher diese Menschen, die absolut
alles essen können und dünn bleiben und
die Menschen, die nur ein Kuchenstück
anschauen und sofort zunehmen, als
hätten sie eine gesamte Torte gegessen.

Es geht eher wenig um Kalorien beim Abnehmen.
Selbst beim Muskelaufbau geht es weniger um Kalorien
oder das Training selbst.
Es geht auch weniger um das gesunde Essen, um alt zu
werden.
Eine Arbeit, kann die eine Person erfüllen und die andere
Person in den Burnout führen.
Eine normale Lebenssituation kann den einen Menschen
mit Glück erfüllen und den anderen Menschen zu Tode
fürchten.

Es geht um Ansichten auf das Leben und was man dem
Körper zufügt.

Es geht um Hormone...

Die wichtigsten/gängigsten Hormone beim Fasten sind:

Insulin   Leptin
Östrogen   Kortisol
Wachstumshormone   Testosteron
Adrenalin

Fangen wir mit Insulin an...

Insulin:

Eigentlich ganz simpel. Immer, wenn der Körper Glukose in den Blutkreislauf bekommt, wird aus der Bauchspeicheldrüse Insulin freigegeben, damit die Glukose aus dem Blut in die Zellen wandern und in der Zelle „verbrannt" werden und zu Energie umgewandelt werden.
Insulin ist wie ein Schlüssel der Zellwand.

Glukose, also auch Stärke aus z.B. Kartoffel oder Nudeln führen allerdings im Blutkreislauf zu Schäden.
Der Prozess nennt sich Glykation.
Die Glukose reagiert mit Proteinen. Bedeutet sie zerkochen oder zerstören das wertvolle Eiweiss und eigentlich alles im Blutkreislauf.
Besonders bei Lebensmitteln mit einem hohen glykämischen Index, also wenn der Blutzuckerwert schnell in die Höhe steigt, ist das Problem am schwerwiegendsten.
Es entstehen dann AGE´s (Advanced Glycation Endproducts) zu Deutsch: (Fortgeschrittene Glykations-Endprodukte)

Glykämischer Index Tabelle

Je höher der Wert, desto ungesünder ist es.

Traubenzucker	100
Weißer Reis	87
Kartoffeln, gekocht	78
Pommes Frites	74
Weißbrot/Baguette	73
Wassermelone	72
Vollkornbrot	70
Zucker	68
Rosinen	63
Honig	61
(Basmati)reis	57
Haferflocken	54
Vollkornbrot, ganze Körner	52
Möhren	47
Birne	38
Spaghetti al dente	38
Linsen	30

Die Tabelle wird dir nicht großartig was sagen, aber es zeigt, wie schädlich die einzelnen Lebensmittel für den Organismus sind. Es ist ein Leitfaden.

Du kannst den Wert der jeweiligen Lebensmittel auch herunterfahren, wenn du sie isst, indem du einen simplen Trick anwendest.

Iss zuerst Fett, dann Proteine/Eiweiss, dann Ballaststoffe und dann die Kohlenhydrate.

Also erst z.B. Fleisch oder Eier, dann Salat und dann die Kartoffeln.

Ich habe es zum Frühstück mal ausgetestet mit Speck und Eiern, dann Früchte und dann Brötchen mit Honig.

Ich bin in der Hinsicht sehr sensibel und merke somit schnell Blutzuckerschwankungen und merkte in der Reihenfolge sehr wenig. Esse ich den Speck und Eier vorher nicht, werde ich danach sofort schläfrig.

Das ist kein Spaß... je höher der Blutzucker ist, desto schädlicher ist es für den Körper. Wenn das Insulin allerdings seine Zeit hat, den Zucker in die Zellen zu schleusen, ist der Zucker ok für den Körper.

Man kann nie vermeiden, etwas Zucker zu essen.

Kortisol:

Das Stresshormon.

Jeden Morgen benötigt der Körper Kortisol aus der Nebenniere, um überhaupt aus dem Bett zu kommen.

Energie zu haben um aufzustehen.

Kortisol ist ein Segen und Fluch zugleich.

Wenn wir in Stresssituationen sind, wird es ausgeschüttet und der Körper benötigt schnelle Energie, also Zucker/Kohlenhydrate. Bitte merken!

Wenn wir also in akuter Gefahr sind (Unfall, körperliche Angriffe, Kinder in Gefahr, Flucht usw.) dann soll der Körper auch diese Energie freisetzen, allerdings hier mit Hilfe von Adrenalin. Dann ist der Mensch auch zu enormen Fähigkeiten in der Lage.

Wenn der Körper allerdings chronischen Stress ausgesetzt ist, also andauernd, schon morgens, weil man zur Arbeit muss oder sich über jemanden aufregt, wird Kortisol schädlich.

Kortisol stellt der Körper her, Kortison ist künstlich, was aber ähnliche Funktionen hat.
Wie ich anfangs schon beschrieben habe, als ich Kortison bekam, wurde mein Immunsystem geschwächt / heruntergefahren.

Und das passiert dann täglich auch mit Kortisol, wenn man sich stresst.
Man ist anfälliger für Krankheiten. Der Körper kann sich nicht selbst heilen, weil er in Alarmbereitschaft ist und ist somit eigentlich immer auf der Flucht und in Unruhe.

Das kann durch Kindheitstraumata oder PTBS (Posttraumatische Belastungsstörung) kommen, was ein zu großes Thema wäre.
Kurz gesagt, wenn man unruhig wird, sollte man nicht dagegen ankämpfen und sich zurückziehen und den Schmerz, dieses schlimme Gefühl spüren, wahrnehmen und meinetwegen auch schrecklich weinen.

Beim Fasten ist es wichtig, Ruhe zu haben...

Also, dass der Parasympathikus aktiviert ist. Ein Teil des vegetativen Nervensystems. Er wird als Erholungs-, Entspannungs- oder Ruhenerv bezeichnet. Er fährt den Körper herunter und lässt ihn heilen, entgiften und dich das Gelernte besser verarbeiten.

Fun fact:

Der Parasympathikus ist dafür verantwortlich, dass man im Urlaub oder am Wochenende plötzlich „krank" wird.
Nach stressigen Zeiten, in denen der Körper sich nicht erholen konnte und eigentlich entgiften und heilen

möchte, wird dann, durch den Parasympathikus die Heilung veranlasst.

Der Gegenpart ist der Sympathikus (auch wenn er sich sympathisch anhört, ist er das Gegenteil).
Nicht nur in Notsituationen, sondern auch in Gesprächen oder Spaziergängen ist er leicht aktiv.
Man ist dann nicht direkt in Alarmbereitschaft, aber auch nicht in Ruhe. Es ist ein Spektrum des Stresslevels.

Wachstumshormone:

Wenn man ungefähr 24 Stunden fastet, erhöht sich die Menge an Wachstumshormonen um das 2-5 fache.
Dadurch verliert man beim Fasten weniger Muskeln, und die Regeneration des Gewebes und generell die Zellreparatur erhöht sich. Das bedeutet, dass man wirklich schnelle Wundheilung hat. Wunden heilen, aus eigener Erfahrung mindestens doppelt so schnell und schmerzen fast gar nicht mehr.
Zudem erhöhen die Wachstumshormone noch den Abbau von Fettgewebe...
Lipolyse heißt das, damit man es mal gehört hat.

Bei kürzerem Fasten, also regelmäßigem intermittierenden Fasten entstehen die Hormone schneller, weil man es dauerhaft macht und der Insulinspiegel dann generell niedriger ist.

Leptin:

Leptin ist teilweise ein Gegenstück zu Insulin.
Wenn man viele Kohlenhydrate isst und somit einen hohen Insulinspiegel im Körper hat, hat man ständig ein Hungergefühl, bis die Rezeptoren im Magen den Hunger signalisieren.
Leptin wird von den Fettzellen ausgeschüttet, wenn man keine Kohlenhydrate isst und einen sehr niedrigen Insulinspiegel hat.
Wenn man z.B. nur Fleisch, Butter oder Eier isst, also fettreiche Lebensmittel, sagt das Gehirn irgendwann STOP!, obwohl der Magen noch nicht voll ist.

Bei der Recherche zu Leptin hab ich zwar gelesen, dass der Leptin wert sinkt, wenn man fastet und man somit wieder Hunger hat, aber ich kann aus meinen eigenen Fasten berichten, dass nach ungefähr 2 Tagen der Hunger vollkommen weg ist.
Der Appetit nicht, der Hunger schon.

Testosteron:

Das „Männlichkeitshormon", was Frauen allerdings auch im Körper benötigen.
Bei kurzem Fasten, 1-2 Tagen, erhöht sich der Wert und man kann effektiver Muskeln aufbauen und man ist Insulinsensitiver, was bedeutet, dass weniger Insulin ausgeschüttet wird, wenn man Kohlenhydrate isst, bzw. die Zellen aufnahmebereiter sind.
Testosteron lässt den Körper männlich wirken. Dominates Gesicht, Körpergröße, Knochenstruktur und Dichte, Fokus etc.

Wenn der Körper viel Testosteron beim Sport ausschüttet, hilft das Testosteron lediglich bei der Proteinsynthese, also beim Muskelaufbau.

Allerdings reduziert es den generellen Testosteronwert im Körper.

Auf dem Papier hat man höhere Testosteronwerte und man kann mehr Muskeln aufbauen, allerdings wird es dadurch verbraucht und man wird später unmännlicher und weniger dominant.

Auch beim Fasten wird es ausgeschüttet, weil es der Proteinsynthese dient.

Jungen, die früh Muskelaufbau betreiben, verbrauchen somit wertvolles Testosteron in ihrer Entwicklung und können somit zwar schnell Muskeln aufbauen, werden aber nie so männlich aussehen, wie es eigentlich vorgesehen ist.

Neben dem Aussehen, wird ein Mann mit höherem Testosteronwert ruhiger und gelassener.

Männer, die ihre Muskeln trainieren sind ruhiger, wegen der Endorphine, was aber nur für kurze Zeit hält. Nicht wegen des Testosteronwertes. Wenn man exzessiv trainiert, hat man eh meist Minderwertigkeitsprobleme, weil man denkt, nicht gut genug auszusehen. Ich möchte niemanden persönlich damit angreifen... ich spreche aus persönlicher Erfahrung.

Aufmerksamkeit habe ich erst wirklich bekommen, als ich gesund/entgiftet aussah, ohne viele Muskeln. Nicht mit einem Berg voller Muskeln.

Seitdem ich nicht mehr trainiere, bin ich immer ruhiger und natürlich nicht mehr ständig müde.

Es ist leider genau das Gegenteil, was immer erzählt wird. Das Gleiche gilt allerdings auch für das Ausdauertraining.

Östrogen:

Da ich keine Frau bin und mit wenigen Frauen darüber geredet habe, wie sich das beim Fasten auswirkt, kann ich weniger drüber berichten.
Was ich nur weiß, ist, dass bei niedrigen Insulinwerten die Produktion höher ist und das positive Effekte für die Frau hat.
Man sieht bei dicken Mädchen oft, die während der Pubertät ihr Übergewicht behalten, dass sie gewisse Körpermerkmale teilweise nicht wirklich ausbilden können, da der hohe Insulinwert, der mit dem Übergewicht zusammenhängt, die Östrogenproduktion blockt.
Beachte auch bei Tofu Produkten. Die Phytoöstrogene im Tofu können die Rezeptoren belegen, die eigentlich für die Östrogene gedacht sind und auch dadurch die Entwicklung der Frau verzögern oder verringern.

Adrenalin:

Adrenalin oder auch Epinephrin genannt, wird in den Nebennieren produziert und wird auch bei Stress ausgeschüttet.
Es erhöht den Blutdruck, Wachsamkeit und macht den Körper fähig, in Alarmsituationen, zu funktionieren und zu überleben.
Adrenalin lässt den Körper Energie erzeugen, indem das Glykogen schneller zu Glukose umgewandelt wird und man dadurch schnelle Energie bereitstellt. Dann wir allerdings wieder Insulin ausgeschüttet... sollte man beachten.

Autophagie

Autophagie bedeutet so viel wie „sich selbst essen", was aber eher ein recyclen bedeutet.

Solange die Glykogenspeicher in den Muskeln und Leber gefüllt sind und sonst noch Kohlenhydrate bzw. hohe 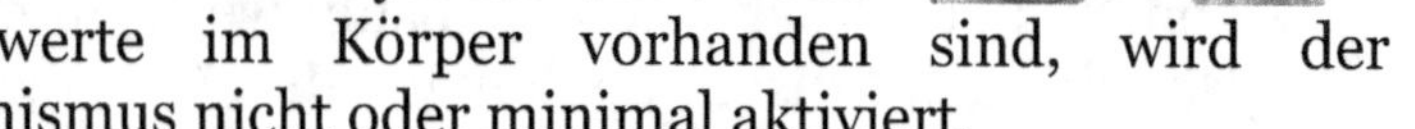 Insulinwerte im Körper vorhanden sind, wird der Mechanismus nicht oder minimal aktiviert.

Erst mit dem Übergang in die Ketose (nächstes Kapitel), tritt der Mechanismus in Kraft.

Die Autophagie kann man sich so vorstellen, dass alle unbrauchbaren Zellen oder Proteine (z.B. Nach der Glykation mit Zucker) recycelt werden.

Es reinigt somit den Körper. Man merkt den Unterschied sehr, wenn man schon 2-3 Tage gefastet hat. Als wenn ein verstopftes Rohr gereinigt wurde und es einfach Spaß macht, dem Wasser beim Abfließen zuzuschauen. So ähnlich ist das eigene Körpergefühl.

Ketose

Wenn der Körper keine Kohlenhydrate oder Glykogenspeicher mehr im Körper hat, muss der Körper auf Ketonkörper umstellen.
Grob kann man sagen...
Wenig Insulin im Blutkreislauf -> erhöhte Ketonkörper Produktion.
Die Ketonkörper werden in der Leber produziert. Entweder von Fett, was frisch gegessen/konsumiert wurde, oder von dem Fett, welches bereits im Körper steckt, also aus den Fettzellen. Somit kann dann endlich das teure Hüftgold schmelzen.
Die ketogene Diät stammt von diesem Begriff.

Ironischerweise sind Ketonkörper die natürliche Energiequelle des Menschen.
Nur wenige Organe benötigen wirklich Kohlenhydrate, wie z.B. das Gehirn und die Augen. Der Körper kann allerdings selbst Kohlenhydrate herstellen.

Kohlenhydrate über die Gluconeogenese:
Wenn man zu viel Eiweiss / Proteine in kurzer Zeit gegessen hat, werden diese zum Teil in Kohlenhydrate umgewandelt. Zu viel sind etwa, nach meiner Erfahrung, ab 40-50gr Eiweiss pro Mahlzeit.
Die Stoffwechselendprodukte aus dem Prozess sind unter anderem Harnstoff, welche über die Niere ausgeschieden werden müssen, und sie belastet.
Nach starker körperlicher Belastung kann sogar das Laktat im Blut zu einer Insulinreaktion führen.

Kühe sind z.B. in Ketose.
Deren Bakterien, in ihren 4 Mägen, erzeugen dadurch und durch ihren Widerkäuermechanismus gesättigte Fettsäuren. Später nutzen sie die Bakterien dann als Proteinquelle.

Gorillas essen auch den ganzen Tag überwiegend Pflanzen, was Veganer meist als Argument nehmen, dass Menschen dadurch auch groß Muskeln aufbauen könnten. Allerdings essen sie ihren Kot (Ja, ihren grünen Haufen verdauter Pflanzen) nochmal, damit die Bakterien im Darm dann gesättigte Fettsäuren produzieren und Proteine durch die Bakterien erlangen.

Babys und Ketose

Ich möchte nicht sagen, dass Babys oder Kinder fasten sollten.

Lediglich möchte ich sagen, dass Babys nach einer Mahlzeit sehr schnell wieder in der Ketose sind. Auch wenn sie dann Kohlenhydrate aßen, wie z.B. in Muttermilch.

Das ist ein Zeichen, dass Menschen lieber in der Ketose leben, als ständig Insulin ausschütten zu müssen.

Schaut euch ein Baby mal an. Es hat reichlich Babyspeck, was für die Produktion von Ketonkörpern notwendig ist.

Durch die Ketonkörper kann sich das Gehirn richtig entwickeln und sich somit später ein gesundes, junges Kind entwickeln.

Wenn das Gehirn des Babys, ständig voll mit Kohlenhydraten durchflutet wird. Wie soll sich da wohl das Gehirn entwickeln?

Ich habe zuvor von Glykation geschrieben. Es ist bei einem, sich zu entwickeltem, Gehirn eher kontraproduktiv, wenn die Glukose im Blut die wertvollen Proteine des Gehirns zerstört.

Menschen vs. Tiere und ihre Krankheiten

Es ist immer schön anzusehen, wie Tiere in der Wildnis, die ihre natürliche Nahrung essen, regelmäßig bei ihrem Arzt sitzen und jeden Morgen ihre Zähne putzen.
Die tägliche Dusche darf auch nicht fehlen.
Ab einem bestimmten Alter bekommen sie dann regelmäßig ihre Medikamente.
Übergewichtige Tiere in der Wildnis werden auch immer mehr...
Oh, Moment mal...
Das passiert nur Menschen und den Tieren, die von Menschen unnatürlich gefüttert werden.

Sind wir Menschen so kränklich, dass wir so sehr auf die Medikamente angewiesen sind?
Wieso kenne ich dann aber Mitmenschen mit 60+, die nie Medikamente nehmen oder nie schwerwiegend im Krankenhaus lagen?

Es ist das unnatürliche Essen.

Ich habe vor ein paar Jahren mal ein Video gesehen, in dem jemand einen Burger in der Tasche, einer Jacke, vergessen hat...
Ungefähr 5-6+ Jahre später hat er diesen Burger in der Jacke wiedergefunden.
Es hätte ein ekliger Schimmelhaufen sein müssen.
Nein! Er war lediglich ein wenig trocken.

Da sollte jeder seinen gesunden Menschenverstand einschalten und realisieren, dass das nicht gesund sein kann... lecker ja, aber nicht gesund.

Es bleibt nicht nur bei Burgern. Es gibt mittlerweile so viele Videos, in denen man sehen kann, wie Fertiggerichte hergestellt werden und da sollte für jeden klar sein, dass man das nicht mehr essen sollte.

Schaut man auf die Inhaltsstoffe, ist es mittlerweile fast unmöglich zu erkennen, was da überhaupt in dem Essen steckt.

Bei Süßigkeiten ist es noch offensichtlicher, wie künstlich sie sind.
Natürlich sind sie lecker. Das streite ich gar nicht ab. Sie sind in wirklich stressigen Situationen auch eine sehr gute Möglichkeit, den Stresslevel herunterzufahren.
Solange man das Problem nicht angehen möchte.

Bei den ganzen unaussprechlichen Inhaltsstoffen und offensichtlich künstlichen Lebensmitteln oder auch Füllstoffen, sollte man wirklich nicht naiv sein und erkennen, dass es dem Körper und auch Gehirn schadet.

Wo landen diese ganzen Stoffe?
Diese unnatürlichen Stoffe sind, für den menschlichen Körper, schwache Gifte.
Sie landen im Blutkreislauf, werden dann über die Leber entgiftet oder, wenn es zu viel ist, in den Fettzellen gelagert und später, wenn man abnimmt, nochmal im Blutkreislauf landen und dann entgiftet.

Unterschied zwischen gesund und fit

Wenn man diese ganzen Sportler sieht und sie einen sehr athletischen Körper besitzen, kann man schon neidisch werden.
Tag für Tag trainieren sie für ihre Spiele oder Wettbewerbe. Sie essen viele Kalorien, um die Energie oder die Masse für ihren Körper zur Verfügung zu haben.

Ich habe damals oft auf die durchtrainierten Körper geschaut und gestaunt...
Wie schön schlank die Läufer waren und wie muskulös die Bodybuilder und wollte auch so sein.

Schaut man aber mal, besonders bei Bodybuildern, wie früh diese sterben, ist das schon sehr erschreckend früh.

Ich kann mich noch an ein Video erinnern. Es trafen sich 2 weltklasse Bodybuilder auf einer Sportmesse, begrüßten sich, redeten über einige Sachen und die Kamera hielt drauf.

Ich hörte kurz zu und bemerkte, wie schwer die beiden atmeten.
Obwohl sie ja lediglich 100m normal aufeinander zu gingen.
Sie sahen während des Gespräches so aus, als hätten sie einen Sprint hingelegt.
Stark am Schwitzen und außer Atem. Und das fiel mir bei Bodybuildern regelmäßig auf.

Bei Ausdauersportlern sieht man sehr oft, dass sie oft ziemlich früh graue Haare und besonders auch, Augenringe und Falten bekommen.

Warum ist das so?
Sport ist doch gesund?

Wirklich?

Was passiert denn, wenn man läuft?
Der Blutdruck steigt und die Blutgefäße dehnen sich.
Es entstehen Mikrorisse in den Gefäßen und nehmen Schaden.
Der „Vorteil" an Ausdauertraining ist, dass es sich, wegen der Endorphine (also Körpereigene Opioide/Schmerzmittel) schön anfühlt und, dass man viele Kalorien verbrennt. Und sich natürlich eine bessere Ausdauer antrainiert, wenn man diese denn überhaupt benötigt.
Je schneller man unterwegs ist und somit einen höheren Puls hat, je stressiger ist es für den Körper.
Ich hatte es schon so häufig, dass ich einen guten Lauf hatte, noch einen Sprint angehangen habe und danach absolut erschöpft war. Glücklich und erschöpft.

Nach dem Lauf hatte ich dann einen riesen Hunger und habe, mangels Erfahrung, schlechtes Essen, wie Pizza etc., gegessen. Kein Wunder, dass ich sehr langsam abgenommen habe.
Aber unabhängig vom schlechten Essen, möchte der Körper dann Kalorien, weil er gestresst wurde.

Je mehr man isst, desto mehr muss der Körper arbeiten/verdauen.
Je mehr Stress, sei es psychischer oder körperlicher Stress, je mehr Hunger oder Verlangen auf andere Kompensationen, wie Zigaretten usw.

Ausdauersportler sind zwar schlank und fit, aber sie dehnen ständig ihre Blutgefäße und stressen ihren Körper enorm. Sie essen dadurch mehr, was sie zwar kalorisch abtrainieren, aber trotzdem werden viele künstliche Stoffe, aus dem Essen, im Körper bleiben und sich dort ablagern. Obwohl sie fit sind und auch mehr durch den Schweiß entgiften, haben sie oftmals einen ungesünderen bzw. belasteteren Körper als Menschen, die sehr wenig Sport treiben und einfach nur schlank sind.

Bodybuilder sind noch ein ganz anderes Level.
Was passiert denn, wenn man mit Gewichten trainiert?
Sei es im Fitnessstudio, schwere Gewichte auf der Arbeit hebt oder Sprintet.
Der Muskel reißt und wächst in der Heilungsphase größer, damit der Muskel für die nächste Belastung stärker, größer und resistenter wird.

Der Muskel wird also zerstört. Bodybuilder hört sich natürlich besser an als Bodydestroyer (Körperzerstörer).
Der Körper benötigt also ständig mehr Kalorien und besonders auch Eiweiss, um die Muskeln neu aufzubauen. Viele essen dann leider sehr viel mehr Fertigprodukte und generell Nahrung, die irgendwelche Stoffe beinhalten, die der Körper eigentlich entgiften, bzw. aus dem Körper transportieren möchte.

Wenn man allerdings mehr isst, wird der Körper in dem Sinne auch mehr belastet, weil der Darm mehr arbeiten muss und der Körper weniger Zeit hat, sich zu entgiften.

Der Körper muss also für mehr Punkte, im Körper, Energie nutzen.

- Für das Training, bzw. die Gewichte heben.
- Verdauung der Mengen an Essen.
- Heilung der Verletzung, durch das Training.

Und wofür?
Ich spreche mich nicht davon frei, trainiert zu haben...
Auch ich war damals oft im Fitnessstudio und mache noch immer ein paar Übungen für den Rücken und die Körperhaltung, aber kein Ganzkörpertraining mehr.

Der Stress zeigt sich dann bereits in den jüngeren Jahren, wenn man exzessiv trainiert.
Besonders, wenn man sehr hart trainiert, ist der Kortisolwert im Körper sehr hoch und man bekommt einen schlechten Schlaf. Dieser Mangel verringert zusätzlich die Regeneration und ein Teufelskreis der chronischen Erschöpfung tritt ein. Man beginnt, Kaffee oder Tee zu trinken und denkt, dass es helfen würde.

Das Resultat, sind Augenringe, die immer schlimmer werden.
Falten, die immer offensichtlicher werden und graue Haare sprießen.
Und man „altert"... was einfach nur extremer Stress ist.

Ich hatte vor meinem Fasten, mit 24 Jahren, bereits diese Alterserscheinungen, die, während der 4 Wochen Fasten alle verschwanden und ich danach mindestens 5 Jahre jünger aussah als vorher.

Die besten Sportarten

Wie man sich mittlerweile denken kann, halte ich nichts mehr von hartem Training.

Die Sportarten, die ich empfehle, sind Spaziergänge, leichtes Fahrradfahren oder Wandern.
Am besten natürlich durch den Wald oder der

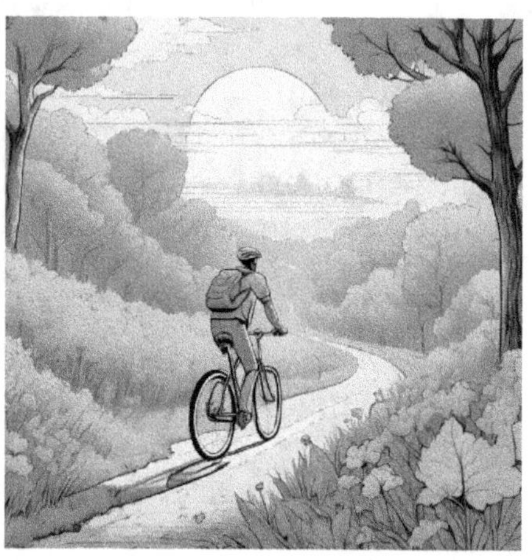

Natur, um die frische Luft einatmen zu können, um „abzuschalten" und sich zu entspannen.

Dann noch simple Rückenübungen auf der Matte, Yogaübungen und Dehnübungen, um ein besseres Körpergefühl zu bekommen und sich nicht unwohl im eigenen Körper zu fühlen.
Ich habe einen gut trainierten Körper mit breiten Schultern und kann sagen, dass es sich nicht lohnt. Wenn ich im Bett auf der Seite liege, habe ich sehr oft Verspannungen in der Brust oder Rücken.
Für die Attraktivität half es mir auch nicht unbedingt. Ich hatte sehr schlank und auch gut trainiert eine gute körperliche Anziehung. Außer, als ich sehr ungesund lebte und ein aufgedunsenes (entzündetes) Gesicht hatte, war meine Attraktivität sehr gering.
Es lag wirklich nur am Grad der Vergiftung des Körpers.

Auch an der Energie, die man ausstrahlt. Ich trainiere seit Monaten mit keinen Gewichten mehr und habe sehr viel mehr Energie für meinen Alltag und habe eine tolle Ausstrahlung, weil ich nachts endlich wieder gut durchschlafe.

Organgesundheit

Die Organgesundheit hat natürlich auch einen sehr hohen Stellenwert. Was man allerdings leider erst viel zu häufig zu spät erkennt.

Als ich, bis zu meiner Autoimmunkrankheit, viel Alkohol und fast food zu mir nahm, dachte ich überhaupt nicht an meine Organe... Ich war Anfang 20 und dachte nicht an später... Prost!!!

Ich fastete und wow... was ist denn mit mir los?
Ich hatte plötzlich keine verfette Leber mehr und auch nach den 4 Wochen viel mehr Energie. Man fühlte sich nicht wieder wie „Dreck", wenn man mal fast food aß.

Ich konnte z.B. viel besser Fett verarbeiten und hatte nicht sofort Durchfall.
Fett wird von der Gallenflüssigkeit verarbeitet, die in der Leber produziert wird.
Zusätzlich kümmert sich die Galle noch um schädliche Substanzen (Gifte) im Essen, Ich hatte ein viel besseres Körpergefühl.

Anzeichen für eine immer kränkere Leber, sind z.B. Flecken auf der Haut... Leberflecken.
Man wird immer träger und denkt, man wird alt. Dabei ist der Körper nur belastet.
Ich habe damals mal einen Fastenleiter kennengelernt. Der war mindestens doppelt so alt, wie ich, aber auch mindestens doppelt so gesund.

Man hört es immer wieder, dass Menschen „plötzlich" eine kranke Leber oder Niere etc. haben und können es sich überhaupt nicht erklären.
Organe sind so widerstandsfähig, dass man grob sagen kann, dass sie zu etwa 70% belastet, krank oder dysfunktional sein können, bis sie spürbar Schmerzen oder schlechte Arbeit leisten.

Die Patienten sind dann in einer Notsituation und haben meistens keine Ahnung, was sie tun können. Ich war in derselben Lage und habe mich den Ärzten hingegeben.

Wie ich bereits schrieb: Der Körper heilt sich immer selbst!

Auch die Organe. Man muss sie nur in Ruhe heilen lassen.

Wenn die Leber sich selbst entfettet, wenn man fastet, kann sie wieder ihre Arbeit leisten und man fühlt sich jünger.
Selbst einige Leberflecken sind bei mir verschwunden oder wurden zumindest kleiner.

Ein Anzeichen für eine belastete Leber sind entzündete Beine und Füße, also Rötungen, Pickel oder offene Wunden. Durch mangelnde Durchblutung legen sich unerwünschte Stoffe in den Füßen ab und werden dann durch die Haut entgiftet.
Das ist ein großartiges Zeichen dafür, dass die Leber überlastet ist.

Männer, die z.B. Probleme haben, eine Erektion zu bekommen, haben tendenziell entweder Durchblutungsstörungen, was nicht auf die leichte Schulter genommen werden sollte. Klar, man könnte Blutverdünner nehmen oder den Körper entlasten, indem man weniger isst. Oder man hat die falsche Frau... dies soll keine Paarberatung werden. Ich meine es nicht unbedingt optisch, sondern, dass die Frau zu sehr nervt. Dieses ständige Aufregen ist nicht sexy, was der Grund dafür sein kann oder das Herz pumpt ständig zu schnell, als wäre es ständig joggen und reizt immer ein wenig auf.

Ein Arzt aus Deutschland sagte mal bzgl. der Heilung des Körpers.
Dass der Körper sich immer selbst heilt und man ihm Ruhe und Zeit geben solle. Wenn die eigene Ehefrau aber so nervt, dass man sich nicht beruhigen kann, wenn sie in der Nähe ist, soll man zumindest für Wochen/Monate weit weg und dort gesunden.
Wenn sie es nicht zulasse, sollte man sich von ihr trennen, denn tot bringst du ihr auch nichts mehr, aber du hast dein Leben zumindest noch.

Bei den Zeilen bekomme ich immer Gänsehaut... Ich sehe nämlich soo viele kranke Menschen, die mit ihrem Mann, Frau, Eltern, Kindern, Job etc. unglücklich sind und sie nicht loslassen können, weil sie in einer emotionalen Abhängigkeit stecken und selbst dabei krank werden. Es aber zu spät merken und dann kein gesundes Leben mehr führen können und ihnen dann endgültig die Kraft fehlt oder „zu alt" sind, zu gehen.

Wenn man nüchtern werden möchte, muss man aufhören zu trinken

Ich liebe diesen simplen Spruch, weil er auf fast jegliche Lebenssituation anzuwenden ist.
Er ist so offensichtlich, aber doch schwer zu verstehen.
Hör auf Alkohol zu trinken, um nüchtern und somit gesund zu werden.

Alkoholiker, die bemerken, einen Fehler zu begehen weiter zu trinken, erkennen logisch, dass es schädlich ist, aber der Körper möchte trotzdem wieder den Alkohol.
Es ist offensichtlich, aber trotzdem schwer.

Das Gleiche ist, wenn man z.B. immer träger, kränker oder dicker wird.
Man erkennt eigentlich offensichtlich das Problem... eigentlich.
Aber man kann es nicht ändern. Trotzdem isst man wieder den Keks oder trinkt die Kola.

Ich habe schon öfters mit Bekannten zusammen gegessen, welche absolut ungesund aßen.
Sie fragten mich, warum sie nur so ungesund seien.

Ich schaute sie an und sie haben den Elefanten im Raum nicht gesehen, der gerade neben ihnen einen riesigen Haufen geschissen hat und sie fragten sich noch immer, warum es so stinkt.

Sie erkannten es nicht.

Die unbewusste Inkompetenz war sehr ausgeprägt. Bis ich ihnen dann so einiges erklärte. Ihnen wurde es plötzlich klar... sie freuten sich sehr über die Informationen.

Wochen später traf ich sie wieder...
Keine Veränderungen.
Sie wollten nicht „nüchtern“ werden, weil es viel zu schwer war, dem „Alkohol“ zu widerstehen.

Eigentlich ist es sehr simpel zu erkennen, was im eigenen Leben „falsch“ läuft... allerdings fühlt man sich durch diese oftmals Völlerei so benebelt und abgelenkt, dass man es erst erkennen kann, wenn man mal „den Alkohol“ weglässt.
Also in die Beobachtung, des eigenen Lebens, geht.

Essen ist eine so starke Ablenkung, was ich auch erst bei meinem ersten Fasten erkannte.
Ich habe mein miserables Leben erst wirklich erkannt, als ich „nüchtern“ wurde.

Man ändert seine persönlichen Probleme nicht mit Logik, sondern nur über die Gefühle.

Ich hoffe die Metapher wurde verstanden... Es ging um kein Alkoholproblem.

Unterschied zwischen Verhungern und Fasten

Der große Unterschied zwischen dem Verhungern und Fasten sind eigentlich „nur" der Stresslevel und die Insulinausschüttung bzw. Ketonkörper.

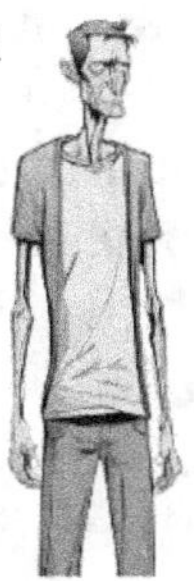
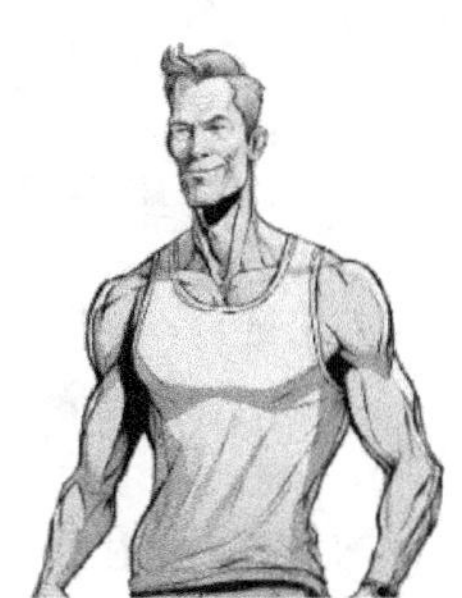

Was bedeutet das?
Wenn der Körper Insulin ausschüttet, ist er darauf vorbereitet, Kohlenhydrate in die Zelle zu transportieren. Wenn keine Kohlenhydrate oder Proteine vorhanden sind, aber trotzdem Insulin, unterzuckert man, also kommt die Müdigkeit.
Solange Insulin im Blut vorhanden ist, kann der Körper nicht an seine Fettreserven zugreifen. Der Körper denkt, er verhungere und das stresst den Körper.
Bei Stress kommt der Körper in Alarmbereitschaft und benötigt schnelle Energie.
Bedeutet, der Körper muss Kohlenhydrate bereitstellen.
Diese Kohlenhydrate kann der Körper entweder nach dem Aufstehen, in der Leber erstellen, aber da ist man meistens auch in Ketose, was in diesem Beispiel ja nicht der Fall ist. Also muss der Körper Kohlenhydrate aus Eiweiss umwandeln: Gluconeogenese.
Wenn kein Eiweiss zu der Zeit im Blut vorhanden ist, werden zwangsläufig Muskeln abgebaut. Man kann sich natürlich denken... das ist doch sehr kontraproduktiv für den Körper, wenn er Muskeln abbaut, nur weil man

gestresst ist. Ja, der Körper benötigt trotzdem diese Energie, weil er ja denkt, dass er sonst sterbe.
Muskelschwund ist in dem Fall besser als der mögliche Tod.

Wenn du wirklich fastest, also nur (Salz)Wasser trinkst, schwindet das Insulin und somit geht der Körper an das Fett und du kannst so lange überleben, bis man schlank ist.
Problem ist die Entgiftung und die Süchte, die den Körper stressen und belasten.
Wird die Entgiftung schmerzhaft oder reden dir deine Mitmenschen ein, dass das Fasten ungesund sei und du das auch glaubst, dann solltest du tatsächlich damit stoppen, weil der Stress dich hormonell daran hindern wird.
In den Momenten, in denen ich nicht mehr die Nächte durchschlafen kann, höre ich in der Regel auf und breche das Fasten.

Wann „verhungert" man also…?
Das ist wirklich nicht so ungewöhnlich, für Fastenbeginner.
Keine Sorge, nur weil man stark abbaut, bedeutet das nicht, dass man sofort Tod umfällt, man aber auf Kosten der Muskulatur und auch der Heilung abnimmt.

Wenn man während des Fastens also Stress (Sympathikus) erfährt oder Zeroprodukte zu sich nimmt, ist man im Verhungerungsmodus.
Dazu gehört, Rauchen, sich über jemanden ärgern und natürlich Druck auf der Arbeit oder im privaten Umkreis.

Rauchen ist schädlich… das wird wohl niemand bestreiten. Es ist eine Unterversorgung der Zellen mit Sauerstoff.

Der Körper ist in Alarmbereitschaft. Auch ein Grund, warum Raucher so süchtig danach sind. Erstmal schüttet es Dopamin aus und zusätzlich Adrenalin. Viele Menschen haben so miserable und langweilige Leben, wie ich damals auch, weshalb sie sich durch z.B. die Zigaretten stimulieren müssen, um zumindest etwas Energie zu besitzen. Sonst schlafen sie während der Arbeit womöglich noch ein, was mir auch schon häufig fast passiert ist, obwohl ich genug Schlaf bekam.
Dieser Stress für den Körper, lässt wieder Zucker produzieren und somit Insulin.
Meine „Rettung" war dann Kola, was natürlich nicht in das Fasten passt.

Fun fact:
Viele Raucher essen sehr wenig und sind sehr sehr dünn. Haben oftmals keine Muskeln, somit dünne Arme und Beine. Diese Leute sind ständig im Stress, was bei ihnen der Normalzustand ist, und haben sehr wenig Eiweiss im Blutkreislauf.
Sie freuen sich zwar, dass sie sehr dünn sind, sind aber meistens absolut ungesund.

Ärgern und Arbeitsstress sind auch meistens Methoden, um sich selbst Energie „zu erzeugen". Adrenalin wird ausgeschüttet und es ist mal etwas los im Leben, wenn man sich aufregt oder über jemanden lästert. Es hat nur negative Aspekte. Man zieht zwar Kollegen an, mit denen man Gespräche führen kann und bekommt Aufmerksamkeit, aber im Endeffekt benötigt der Körper wieder Kohlenhydrate und Insulin... kein Fastenmodus mehr.

Nun Zerogetränke. Durch viel Marketing wurden wir, auch ich, dazu gebracht, zu denken, dass diese Süßungsmittel kein Insulin ausschütten, was ich nicht beweisen kann, aber ich kann aus Erfahrung sagen, dass

sie mich genauso müde machen, wie andere Zuckergetränke. Zusätzlich auch im Fasten meine Muskeln darunter litten und für Menschen, mit sensiblen Mägen... Ich hatte davon 2-3x den Durchfall meines Lebens, als ich diese neuen Zerogetränke getrunken habe, obwohl ich gesund war.
Und das ist kein gutes Zeichen für mich.
Bedeutet...
Fastenmodus = kein Insulin und Ruhe
Verhungerungsmodus = Stress und somit Insulinausschüttung und dadurch einhergehender Muskelabbau.

Tja, wer gehofft hat, Kaffee oder Tee wären da aus dem Spiel, hat leider falsch gedacht. Beide Getränke erzeugen Stress.

Die Entgiftung / Abgewöhnung von Kaffee kann sehr schmerzhaft sein, mit Kopfschmerzen und starker Müdigkeit. Aber zumindest kann man schlafen und das würde ich mir dann auch nicht nehmen, wenn man fastet.

Augen zu und durch... Kaffeeentzug ist für das Fasten, nach dem Zuckerentzug der schlimmste Effekt, den man beim Fasten haben kann.

Ich rede dabei auch von depressiven Verstimmungen... also nicht wundern, wenn sich das Leben dabei sinnlos anfühlt und man den halben Tag verschläft. Das geht vorüber.

Schwindel beim Fasten und „Ketogrippe"

Beim Übergang in die Ketose, wird der Blutzucker irgendwann im Keller sein.

Dann ist der Punkt erreicht, an dem viele Menschen Schwäche und Schwindel erleben.

Wenn das Gehirn keine Ketonkörper und zu wenig Blutzucker besitzt, leidet das Gehirn natürlich.

Es wird auch oftmals als *„Keto Grippe"* bezeichnet.

(engl.: keto flu)

Das bedeutet, dass man durchhalten muss, und die sicherste Lösung ist es, sich hinzulegen oder sich zu setzen.

Wenn man unter 25-30 Jahre ist und einigermaßen gesund, kann man es kompensieren und dann kurz pausieren. Älter und/oder bei keinem guten Körperempfinden, würde ich wirklich mindestens 2 Tage bzw. bei dem Übergang Ruhe einlegen.

Sobald die Ketonkörper eine Menge erreicht haben, die dem Gehirn ausreichen, wird das Denken wieder klarer.

Die Dauer kommt immer darauf an, wieviel Insulin im Blut vorhanden war, welche die Ketonkörper Produktion in der Leber stoppt.

Salz spielt allerdings auch eine wichtige Rolle:

Salz

Hierbei rede ich von den Elektrolyten, von Natrium und Kalium. Auch Magnesium ist wichtig... folgt noch.

Wenn man „normal" isst, sein Essen salzt, hat man, in der Regel, genug Salz im Körper.

Natrium ist ein Bestandteil von normalem Salz. Ich rede von Steinsalz oder Meersalz, also Salz mit Mineralien. Nimm bitte kein Kochsalz. Kochsalz ist demineralisiert und nicht gut für deinen Körper.

Kalium bekommt man reichlich aus der Ernährung. Tägliche Empfehlung von Kalium sind 4700mg.

Warum ist das nun so wichtig?

Der Körper benötigt Wasser, entweder durch das Trinken oder über die Ernährung.
Wenn man Wasser trinkt, ist es notwendig, dass genug Salz im Körper oder im Wasser steckt.

Jede Zelle benötigt Wasser und diese erhält das Wasser durch die Osmose.
Osmose ist ein Austausch von Wasser, durch eine Membrane, also eine kleine Schicht.

Wenn sich in der Zelle mehr Salz (Natrium) befindet, kommt Wasser in die Zelle. Wenn außerhalb mehr Salz ist, zieht es Wasser aus der Zelle heraus.

Wenn man z.B. auf hoher See das Salzwasser trinkt, wird die Konzentration des Salzes außerhalb der Zelle zu hoch und es wird Wasser aus der Zelle herausgezogen, um es auszugleichen. Man würde dehydrieren, weil die Zelle schrumpft und an Wassermangel leidet/stirbt. Man wird noch durstiger und verschlimmert die Situation nur noch, wenn man noch mehr Salzwasser trinkt.

Natrium ist, auf ein paar Wegen, in der Lage, in die Zelle zu gelangen, um Mithilfe der Natrium-Kalium-Pumpe dann auch später Kalium in die Zelle einzuschleusen.
Natrium gelangt durch gewisse Natriumkanäle oder mit Hilfe von Glukose in die Zelle. Wenn man aber zu viel Natrium trinkt, wie in dem Beispiel auf hoher See, ist es zu viel, zu schnell.

Natrium-Kalium-Pumpe

Dann gibt´s noch die Natrium-Kalium-Pumpe. Sie ist wie eine kleine Austauschmaschine in der Zellwand.

Sie fördert Natrium (Salz) aus der Zelle heraus und Kalium in die Zelle hinein.
Da die Zelle beide Salze braucht, sollte man auch beides zu sich nehmen, wenn man fastet.

Zu viel Wasser ohne Natrium wird den Körper entsalzen. Wasser folgt nämlich immer dem Natrium. Sieht man auch im Winter, wenn Schnee liegt und Salz gestreut wird. Das Salz saugt das Wasser regelrecht auf.

Wenn man nur am Wasser nippt, wird es gut von der Zelle aufgenommen, nimmt man große Schlücke oder trinkt in kurzer Zeit viel, wird es durch die Nieren ausgeschieden und nehmen immer etwas Salz mit.
Außerhalb des Fastens sind auch Früchte eine gute Wasserquelle. Die Wassermoleküle in der Frucht sind kleiner als in normalem Wasser und somit besser aufnehmbar für die Zelle.
Ich empfehle trotzdem regelmäßig etwas Salz (1 gestrichenen TL auf 1L Wasser) und Kalium (1 TL Kaliumchlorid über den Tag verteilt) zu sich zu nehmen.
(Kalium immer in reichlich Wasser mischen!!! Es kann sonst zu Ätzungen im Magen führen)

Das Tragische ist, wenn man zu wenig Natrium im Körper hat.

Es kann zu Schwindel führen, da sich außerhalb der Zelle zu wenig Salz befindet und das Wasser ständig in die Zelle hineingezogen wird. Die Zellen schwellen an.

Natriummangel stört bei der Nervenfunktion, da weniger Kalium in die Zelle gelangt.

Und der Blutdruck fällt, weil zu wenig Salz im Blut vorhanden ist und somit auch zu wenig Wasser mitgezogen wird. Zucker würde dann wieder helfen, weil Glukose wieder Wasser in den Blutkreislauf einschleusen würde, aber kontraproduktiv beim Fasten.

Ein weiter Punkt ist, wenn man Wasser verliert. Sei es über Urin oder Schweiß, verliert der Körper immer etwas Salz.
Sobald eine gewisse Menge Natrium im Körper unterschritten ist, verliert der Körper auch Kalium und Magnesium über den Urin/Schweiß.

Und spätestens bei Muskelkrämpfen erkennt man, dass man mehr Salz und Magnesium zu sich nehmen sollte.

Salz kann man eigentlich nicht überdosieren, wenn man es nicht zu schnell zu sich nimmt, wie in dem Beispiel auf hoher See.
Wenn man über den Tag verteilt, regelmäßig Salz zu sich nimmt, wird das Salz über 3 Wege ausgeschieden.
 -Schweiß
 -Nieren/Urin, aus dem Blut
 -Darm (möglicher Durchfall)

Mit dem Wissen, dass Wasser dem Salz immer folgt, kann man sogar abnehmen.

Aber das wird in der Fastenerklärung zum Trockenfasten
erklärt.

72

Sind dicke Menschen alle fett?

Optisch gesehen, sind sie natürlich dick.

Allerdings gibt es mehrere Gründe, warum Menschen wirklich dick sind.

Insulin ist das Hormon, welches den Körper daran hindert, abzunehmen.
Entweder baut es indirekt, bei Kohlenhydratmangel, die Muskeln ab oder es transportiert die vorhandenen Kohlenhydrate in die Zellen.

Kohlenhydrate oder auch pflanzliche Öle, also keine gesättigten Fettsäuren, (Kokosnussfett ist da eine Ausnahme) erzeugen im Körper sehr oft Entzündungen.
Auch Stress oder generell ein ungesunder Lebensstil erzeugt Entzündungen.

Jeder, der mal eine Entzündung auf der Haut hatte, erkannte, dass diese Entzündung viel Wasser in sich hält, was auch gut ist.

Stell dir nun vor, wirklich ungesunde Menschen haben diese Entzündungen im gesamten Körper. Warum sind so viele dicke Menschen wohl ständig müde?

Als ich noch etwas dicker war, weil ich nur Pizza, Fertiggerichte, Zuckergetränke und Bier zu mir nahm, war ich auch ständig müde... mit 24 Jahren. In einem Alter, indem man Unmengen von Energie haben sollte. Welche ich auch während der 4 Wochen Fasten hatte.

Entzündete Menschen tragen so viel Wasser mit sich, nur wegen der eigentlich überflüssigen Entzündungen.

Ein weiterer Punkt ist, dass Kohlenhydrate, so wie Salz, Wasser bindet. Die Glykogenspeicher halten das 3–4-fache an Wasser, weshalb man so schnell abnimmt, wenn man mit dem Fasten oder einer Keto - Diät beginnt.

Wenn im Körper Kohlenhydrate „verbrannt" werden, wird dann auch Wasser in die jeweiligen Zellen mittransportiert.
Wenn der Körper dann eh schon „am Limit" ist, weil überall Entzündungen sind, hält sich das Wasser dort und das Wasser hat kein Salz gebunden. Das bedeutet, dass die Zellen, durch ihren Salzgehalt in der Zelle, das Wasser in sich saugen (Osmose).
Die Zelle wird dicker.
Der Körper hält also Wasser und wird somit noch schwerer.

Die einzige Chance ist, das Wasser aus der Zelle bzw. aus dem Körper zu ziehen, genug Salz (Natrium) zu sich zu nehmen.
Und natürlich die Entzündungen und Kohlenhydrate zu verringern.

Es gibt immer so interessante Rechnungen, dass man etwa 7000 kcal verbrennen muss, um 1 Kg Fett zu verbrennen.

Ich habe schon oft genug 2 Tage hintereinander Trockengefastet, was etwa 7000 Kcal Verbrauch sind. Und ich habe weit mehr als nur 1 Kg Fett, abgenommen.

Eine Fettzelle besteht aus etwa 50% Wasser, allerdings binden Fettzellen auch alte Gifte.

Wenn man also wirklich Fett abnimmt, erhält der Körper wertvolles Wasser und Elektrolyte aus den Zellen, was der Körper perfekt aufnehmen kann.

Solange der Körper allerdings voller Insulin ist, wird es nahezu unmöglich, das Fett überhaupt zu verbrennen.

Diabetes

Mit diesem Thema werde ich mir keine Freunde machen. Nun, es ist meine Meinung und man muss diese auch nicht teilen.

Es gibt offiziell 2 Arten von Diabetes.
Man kann auch Demenz Diabetes Typ 3 nennen.

Typ 1: Die Bauchspeicheldrüse kann kein Insulin produzieren. Dann muss extern Insulin gespritzt werden. Mindestens 1x morgens, da die Leber dann Kohlenhydrate erzeugt.
Und sonst, wenn etwas gegessen wird. Außer Fett, was fast gar kein Insulin ausschütten lässt.
!Beachte! Auch während des Fastens.

Typ 2: Oh, das wird interessant...

Viele sagen wirklich noch, dass es in der Familie liegt und man ja überhaupt nichts dafür kann.
Nun, die Bauchspeicheldrüse produziert stetig Insulin, nur die Zellen nehmen keine Kohlenhydrate mehr auf, da sie „übersättigt" sind.

Die beste Idee ist dann natürlich, noch mehr Kohlenhydrate zu sich zunehmen, um die übersättigten Zellen noch weiter „vollzustopfen". Ich liebe diese Logik... Das wird wirklich so praktiziert.

Nein, man sollte dann aufhören Kohlenhydrate zu essen.

Denn irgendwann stoppt die Bauchspeicheldrüse mit ihrer Arbeit.

Also die medizinische Idee ist es, dem Körper weiter Insulin zu spritzen, damit der „kranke" Patient weiter seiner Zuckersucht nachgehen kann, obwohl er sich immer kränker fühlt.

Das Insulin ist dann tatsächlich wichtig, wenn der Patient dann weiter Kohlenhydrate isst, keine Frage... sonst stirbt er.

Aber besser wäre, entweder zu fasten oder keine Kohlenhydrate mehr zu essen.
Wenn man so weit ist, sich Insulin spritzen zu müssen, wird man bei der Umstellung sehr leiden, weil das Insulin sehr lange im Blut bleiben kann, wie bei Nichtdiabetikern.

Wenn das Insulin sich dann abgebaut hat, kann der Fastenmodus dann erst richtig beginnen.

Gründe für Diabetes Typ 2:

-Über Jahre zu viel Kohlenhydrate
-Zu viel chronischer Stress (Kohlenhydratausschüttung)
-Bestimmte Antinährstoffe aus Pflanzen, die die Produktion der Bauchspeicheldrüse stoppen oder anfeuern können. Somit würde ich den Konsum, in dieser Zeit, aller Pflanzen einstellen und mich danach langsam rantasten, was mir guttut.
-Chronische Entzündungen im Körper. Was der Treiber für fast alle Krankheiten ist. Möglich sind pflanzliche Fette.
-Insulin ist z.B. auch sehr entzündungsfördernd im Körper, was noch ein Grund ist, von Kohlenhydraten erstmal Abstand zu gewinnen.

Nochmal! Ich bin kein Arzt und ich hatte noch nie Diabetes. Es sind nur externe Erfahrungsberichte von Experten und aus dem Bekanntenkreis.

Typ 3:

Dieser Typ 3 oder 4 ist nicht so bekannt, aber es bedeutet, dass die Auswirkungen von Typ 2, also zu viel Insulin bzw. die Insulinresistenz der Zellen im Gehirn, das Gehirn, Stück für Stück schadet.

Dieser Typ ist die Demenz.

Das Gehirn benötigt nur eine kleine Menge an Blutzucker, welche der Körper selbst produzieren kann. Der Körper benötigt keine Kohlenhydrate aus dem Essen.
Das Gehirn bevorzugt Ketonkörper.
Man merkt den Unterschied enorm, wenn man fastet oder keine Kohlenhydrate zu sich nimmt. Das Denken wird viel viel klarer und schneller. Der Nebel (im engl.: brain fog) verschwindet.

Die Glykation stoppt ja nicht im Gehirn. Auch dort werden Zellen durch die überschüssigen Kohlenhydrate vernichtet. Das Insulin erzeugt Entzündungen und schadet dem Gehirn somit zusätzlich.

Der Hippocampus, ein Teil des Gehirns, der für die Überführung von Gedächtnisinhalten aus dem Kurzzeit- in das Langzeitgedächtnis verantwortlich ist, kann dadurch geschädigt werden.
Damit man also neugelernte Dinge, des Tages, auch für länger behalten und darauf das Wissen aufbauen könnte.

Wenn diese Funktion Gehirns nicht mehr reibungslos stattfindet, wird man viel schneller gestresst und nicht mehr so aufnahmefähig für Neues. Man hört sie zwar, aber kann nichts damit anfangen und sich nicht auf Dauer merken.

Stress und auch Zucker, also Entzündungen, sind der Grund, warum die Menschen immer „dümmer" werden. Sie können sich kaum noch etwas Neues merken und vergessen alte Erinnerungen.

Ein Burnout oder Depressionen, was eigentlich das Gleiche ist, Burnout hört sich nur nicht so faul und schwach an, wie Depression, kann dadurch begründet werden.

Wie entgiftet bzw. reinigt sich das Gehirn?

In der Nacht verformt sich das Gehirn buchstäblich ein wenig... Die Lymphflüssigkeiten, die durch den ganzen Körper fließen und den Körper reinigen, weiten sich und säubern das Gehirn von alten Zellen.
Würde das nicht passieren, könnten die Neuronen im Gehirn nicht mehr miteinander kommunizieren. Und man wird... dümmer, einfach gesagt.

Schlaf ist also essenziell für die Gehirngesundheit.
Im Fasten, also mit der Versorgung durch Ketonkörper, leidet das Gehirn somit nicht mehr und kann Nacht für Nacht gereinigt werden und somit wieder aufnahmefähiger werden.

Man merkt den Unterschied enorm! Nur leider hat man zu Beginn des Fastens meist Kopfschmerzen, was den positiven Effekt überdeckt und somit viele abschreckt und zum Abbruch nötigt.
Bedenke... Bei Insulinresistenz, also bei ständig hohem Insulin im Körper, dauert die Umstellung länger als bei nichtresistenten Menschen. Die Umstellung wird hungriger und zäh, aber lohnt sich enorm.
Trotzdem aufpassen. Mach die Umstellung nicht zu schnell, wenn es dir schlecht dabei geht und dir oder anderen damit schaden könntest.

Glykation

Dieses Thema habe ich zwar bereits angesprochen, aber muss es wiederholen, weil es einfach so wichtig ist.

Ich habe dieses wichtige Thema ewig nicht realisiert oder als unwichtig empfunden.
„Natürlich ist Zucker ungesund... aber ich brauche es doch für Energie!" dachte ich immer.

4 – 5 Gramm Glukose benötigt der Körper.
Höher als dieser Wert im Blut, signalisiert es dem Körper, dass es Insulin ausschütten soll.
So weit waren wir bereits...

Zum besseren Verständnis.
Der Körper muss! Insulin ausschütten, um den Körper zu schützen. Der Zucker schadet nämlich enorm. Je höher der glykämische Wert eines Lebensmittels ist, desto schneller wird die Glukose ins Blut gelangen. Dadurch wird extrem viel Insulin ausgeschüttet, damit der Körper auf Dauer überleben kann.
Es gibt natürlich noch die Glykogenspeicher. Man kann sie als schnelle Energiereserven ansehen oder als Schutz, damit der Körper in Phasen, wenn man Glukose zu sich nimmt, nicht zu sehr schadet. Damit der Körper in glukosearmen Zeiten das Glykogen langsamer und kontrolliert abbauen kann.

Glukose wird nicht priorisiert, weil es so eine großartige Energiequelle ist, sondern, weil es den Körper sonst zerstört.

Glukose ist der Hauptgrund, warum Diabetiker erkranken.
Wenn ständig zu viel Glukose aufgenommen wird, wird die Zelle Insulinresistent. Sie kann keinen Zucker mehr aufnehmen.
Eine Alternative wäre dann Sport, um den Zucker „abzutrainieren", was aber stresst. Die Zellen sind dann zwar Insulinsensitiver (sie können wieder Zucker aufnehmen), aber das führt oft nur dazu, dass es als Grund genommen wird, noch mehr zu Zucker zu essen.
Und der Zyklus beginnt von vorne.
Ich möchte Glukose nicht absolut verteufeln. Er ist nur bereits in kleinen Mengen schädlich, solange er nicht als Glykogen eingespeichert wird oder sofort verarbeitet wird.

Schön und gut... dann zu Insulin.

Insulin fördert Entzündungen und macht auf diese Art krank. Es hindert z.B. die Fettverbrennung oder die Autophagie.

Wenn man also z.B. einen Keks mit 20g Glukose isst, sollte klar sein, dass der Zucker sofort verarbeitet werden muss.

Der Zucker wird in diesen kleinen Mengen keinen großen Schaden anrichten, wenn es keinen Nachschub gibt.
Allerdings stoppt die Ketose bzw. Ketonkörperproduktion.

Der „große Tank" oder auch dein Speck am Bauch, was dich oder deinen Partner insgeheim anwidert, wird nicht mehr als Energie angerührt.

Und wofür? Für das schnelle Vergnügen und Stressreduktion.

Nicht für Energie. Ketonkörper geben Energie.

Bei Zucker bzw. Glukose ist der Körper im *NOTFALLMODUS*. Insulin ist für die Entgiftung des Zuckers zuständig. Zucker muss schnell verarbeitet werden.

Du kannst dem Zucker nicht aus dem Weg gehen. Dafür ist der Körper so erschaffen, dass er Zucker verarbeiten kann.
Wenn man z.B. Fleisch frisch isst, befindet sich im Muskelgewebe Glykogen des Tieres. Somit isst man bei Fleisch auch manchmal etwas Glukose mit.
In Milch befindet sich Zucker und sogar bei zu hohem Eiweißverzehr.

Nun zu Muskeln und Glukose. Man hat einen besseren „PUMP" im Fitnessstudio und auch mehr Energie, wenn man vorher Glukose aß... das stimmt.

Wenn der Körper die Glukose als schädlich ansieht, zehrst du von dem Stress des Körpers, sich zu entgiften. Ähnlich, wie wenn man wegen etwas sauer ist und man dadurch mehr Energie besitzt.
Das lässt den Körper nur noch schneller altern. Zusätzlich zu dem Verfall, durch die Glykation.
Dickere Muskeln waren damals auch mein Ziel und es sah so toll aus, wenn sie durch die Glukose aufgepumpt wirkten.
Das sind allerdings Wasser und Entzündungen, neben den Muskeln. Ohne Glukose und Glykogen wirken die „Muckies" viel kleiner. Weil sie es nun mal auch sind.
Es kratzt am Ego, ich weiss...
Ich habe es so oft erlebt, dass ich 3 Tage gefastet habe und muskeltechnisch viel dünner aussah. Dann wieder Glukose aß, trainierte und großartige Muskeln hatte.
Muskeln wachsen im Schlaf. Nicht durch den Pump.

Die Welt hinterfragen, durch Fasten

Während meines ersten Fastens, wurde nicht nur mein Denken viel viel klarer.
Ich habe begonnen zu hinterfragen, warum mir nie gesagt wurde, dass man so viel klarer denken kann.
Wieso wurde mir so oft gesagt, dass man immer Kohlenhydrate benötigt und ständig, 3x täglich, essen soll?
Wieso es mit meinen Rückenschmerzen, Darm und der Wundheilung so viel besser funktionierte?
Warum wird den Menschen immer noch so viele Medikamente gegeben, obwohl der Körper sich selbst heilt?
Ich will hier nicht alle Medikamente schlechtreden... es gibt einige, die ihren Nutzen haben.
Ich wurde ja auch damals durch meinen Hausarzt gerettet, mithilfe von Medikamenten.

Wenn man allerdings mal so richtig intensiv fastet und währenddessen, die ganzen Nebenwirkungen alter Medikamente und auch plötzlich Appetit auf damalige Spezialitäten verspürt, die man ewig nicht mehr zu sich genommen hat, fragt man sich... War das wirklich noch in meinem Körper gespeichert?
Wieso wird das einem nicht in der Schule oder den Medien beigebracht?

Ich könnte hier nun das Gesundheitssystem und das Geschäft dahinter erklären, aber ich möchte niemanden abschrecken.

Ich lade dich nur mal ein, während des Fastens auf deinen Körper zu achten und zu realisieren, inwiefern sich dein Körper verändert. Nicht nur auf der Waage, sondern, wie sich die Krankheiten verbessern.
Wie sich deine Laune später zum Positiven verbessert.
Ich habe meine depressiven Verstimmungen dadurch verloren. Warum sollte ich denn Medikamente dafür nehmen, wenn ich mich selbst heilen kann?

Es eröffnet sich eine ganz neue Welt für dich.
Mehr möchte ich hier nicht zu sagen.

(Un)Verträglichkeit von Lebensmitteln

Wenn der Körper entgiftet ist, die Zellen Insulinsensitiver und die Organe entfettet sind, fühlt man sich großartig, keine Frage.
Ich gönne jedem dieses schöne Gefühl, wenn man wieder … ja, ich meine das ernst… wieder die Lust verspürt, gerne in seinem Körper zu leben.

Wenn man krank ist, möchte man nur noch gesund sein.

Nach einem Fasten hat man nun so lange auf die ungesunden Lebensmittel oder auch Füllstoffe verzichtet und möchte endlich mal wieder sündigen.

Ich hatte es so oft. Vor einem Urlaub gesund gelebt oder gefastet und dann am Buffet, im Hotel, morgens Müsli und Brötchen gegessen und es absolut genossen. Es war so unglaublich lecker.
Nachmittags merkte ich dann Entzündungen an den Händen oder Pickel, verteilt am Körper. Ich hatte schon so oft Wunden durch die Entzündungen.
Ich liebe den Geschmack, aber kann viele Lebensmittel nicht mehr essen bzw. vertragen.

Es ist wie Alkohol. Ohne Trinkerfahrung, merkt man den Rausch bereits nach wenigen Bieren. Je mehr Alkohol der Körper regelmäßig bekommt, desto mehr verträgt man ihn. Er schadet trotzdem, aber der Rausch wird weniger. Wenn man dann mal ein halbes Jahr nichts trinkt und

seine Leber entlastet hat, wird man schnell merken, dass
der Rausch wieder viel schneller eintritt.

Vor meiner Fastenerfahrung konnte ich nahezu alles essen
und merkte keine Beeinträchtigung durch das Essen.

Esse ich jetzt Süßigkeiten, Brötchen, Kuchen etc. fühle ich
mich buchstäblich, wie ein Idiot.
Ich merke regelrecht, wie schlecht ich dann nachdenken
kann und mein Gehirn langsamer arbeitet. Ich bekomme
Wortfindungsstörungen, kann viel langsamer denken und
komplexe, logische Themen, die ich sonst liebe, brauche
ich gar nicht erst beginnen. Ich merke einen absoluten
Unterschied, wenn ich ungesund esse.

Der Fastenmodus ist das krasse Gegenteil.
Meine besten Ideen, hatte ich während meiner
Trockenfastentage, wenn der Körper absolut in der Ketose
war und man sich dann großartig konzentrieren kann.
Kann man leider nicht erklären... unglaublich.

Meine üblichen Probleme, bei ungesundem Essen, sind:

Magenprobleme bei frittierten Lebensmitteln.
Nachdenkschwierigkeiten bei Brötchen oder ähnlichen. 2
Tage intensive depressive Verstimmungen, wenn ich nur 2
– 3 Liter Bier trinke. Die aber dann aber innerhalb von 2-
3 Tagen wieder weg sind.

Was will ich damit sagen...?

Wenn man „normal" isst, wie jeder andere auch, hat man
keine Ahnung, was man verpasst.

Ich dachte damals schon, dass ich intelligent sei. Mit den
ganzen Entzündungen im Körper, durch die
obengenannten Lebensmittel.

Spätestens, nach meinem ersten langen Fasten, merkte ich, dass so viel mehr möglich sei.

Wenn man also ungesund isst, aber der Körper rein ist, versucht der Körper diesen „Müll" sofort wieder zu entgiften und raus aus dem System zu befördern und somit sind diese Stoffe länger im Blutkreislauf, damit sie schnell entgiftet oder aus dem Körper herausbefördert werden. Dadurch leidet man dann extremer als sonst. Zunächst, weil sich die Gifte nicht mehr ablagern und sie dadurch kurzzeitig mehr spürbaren Schaden anrichten und weil man den Unterschied spürt, von wirklich gesund, zu krank.

Wenn ich mir vorstelle, wozu die Menschen alle fähig sein könnten, wenn sie nur mal gesünder essen würden. Sich die Gifte somit nicht mehr im Körper ablagern und ihr Denken somit endlich mal klar wäre. Das wäre unglaublich.

Ich kann es den Leuten nicht verübeln, dass sie bedenkenlos alles essen, was lecker schmeckt.
Sie wissen es nicht besser. Ich damals auch nicht.
Sofortige Befriedigung ist leider so oft ein zu schönes Gefühl.

Würde man das eigene Potential seines Körpers und Gehirnes kennen, würden allerdings trotzdem zu viele Menschen weiter ungesund essen.

Fastenvorbereitung und Fastenbrechen

Fastenvorbereitung:

Bevor ich mein erstes Fasten begann, hab` ich gegoogelt, wie man sich zunächst vorbereiten sollte.

Darmentleerung:

Ich hatte keine Ahnung, wie ich das machen sollte. Ich dachte, dass es doch eh irgendwann rauskommen würde.

Ich bin dem Rat von Mr. Google nachgegangen und habe mir Rizinusöl besorgt.

Ein paar Stunden gewartet und etwa 1 Kg „abgenommen"

Später habe ich gelesen, dass die meisten Menschen mehrere Kg Kot im Darm festsitzen haben... ziemlich eklig, fand` ich.

Aber klar, wenn man nur gekochtes (dehydriertes) Essen und Zuckerwasser zu sich nimmt.
Die Kohlenhydrate nehmen sich das Wasser und der Kot kann nicht feuchtgehalten werden.
Der Dickdarm (das kürzere Stück, zwischen Ausgang/Mastdarm und Dünndarm/langes Stück) kümmert sich um den Wasserhaushalt des Körpers. Ist der Kot trocken, muss Wasser zugefügt werden, aber

manchmal nicht möglich, wenn der Körper chronisch dehydriert ist.

Elektrolyte (Salz):

Neben der Darmreinigung sollte der Körper mit Natrium (Salz) befüllt werden. Man sollte vor Beginn schon Salzwasser trinken oder sein Essen gut salzen.
Mit dem Verbrauch der Glykogenspeicher, in den Muskeln und Leber, verliert man viel Wasser und somit auch Elektrolyte.
Und man bekommt die Salze nicht mehr durch das Essen.

Gut verdauliches Essen:

Vermeide es besser, ein paar Tage, vor dem Fasten eine Pizza oder anderes Fast Food zu essen.
Ich hatte immer den Gedanken, dass mein letztes Essen, der nächsten Tage, noch richtig lecker sein sollte. Es war lecker, aber es trocknet den Körper aus und der Darm bewegt sich während des Fastens ziemlich wenig und dann liegt diese Pizza über Tage im Darm. Das ist kein schöner Gedanke, wenn man überlegt, wie das Brot den Darm verkleben kann (Gluten) und das Essen dann wirklich schwer im Magen liegen kann.
Ich empfehle mehrere Tage im Voraus feuchte Früchte oder sehr fettiges Fleisch oder (rohe) Eier zu sich zunehmen.

Feuchte Früchte erklären sich von selbst...
Fettiges Essen wird durch die Gallenflüssigkeit aufgenommen und zu viel Fett wird lediglich durch den Darm ausgeschieden. Durchfall ist in dem Fall nicht verkehrt.

Salzwasserspülung:

Um noch künstlichen Durchfall hervorzurufen, kann man eine Salzwasserspülung machen. Man verrührt etwa 2 TL (gehäuft) Salz in 1,5L warmen Wasser und trinkt es sehr schnell.
Die Idee dahinter ist, dass diese Menge an Salz nicht vom Körper aufgenommen werden kann und dann in etwa 30-60 min wieder sehr flüssig ausgeschieden wird.

Ein Problem könnte aufkommen, wenn der Körper bereits zu wenig Salz lagert. Wird das Salz tatsächlich aufgenommen, was gut ist, wird man dann allerdings keinen Reinigungseffekt erzielen.
Dann könnte es die Zellen etwas austrocknen während der Osmose, was dem Körper schaden würde.

Ich mache es persönlich nicht mehr, weil ich mich damit nicht wohlfühle und schon bei der Vorstellung, das zu exen / schnell zu trinken, wird mir bereits schlecht. Ich habe beim Schreiben gerade schon Gänsehaut... Aber für einige Menschen ist es eine gute Methode und kann funktionieren.

Einlauf:

Den Schlauch in den Hintern und Wasser los.

Kann man machen, manche schwören darauf. Ich würde es nur machen, wenn man akute Probleme/Schmerzen hat.

Es ist nur ein schmaler Schlauch. Nichts Lustvolles, wie es sich manche vorstellen. Ein Schlauch, aus dem langsam

Wasser rausläuft. Achte darauf, dass du warmes Wasser nutzt und keinen Kaffee- oder Teeeinlauf oder ähnliches machst. Kaffee / Tee sind nicht gesund und würden den Darm nur reizen.

Das Fastenbrechen:

Je nachdem, wie lange gefastet wurde, sollte anders nach dem Fasten gegessen werden.
Wenn man sich unsicher ist: Wassermelone ist das Beste, womit man das Fasten beendet. Damit kann man, in der Regel, nichts falsch machen.

Bei intermittierendem Fasten, kann ganz normal gegessen werden.

Wasserfasten: Bei 1-2 Tagen, sollten einige mit feuchten Früchten, wie z.B. Orangen das Fasten brechen, nach ein paar Stunden kann man, in der Regel, normal essen.

Wasserfasten: Ab 3 - 7 Tagen, solltest du bei sehr fettigem Essen oder feuchten Früchten bleiben. Reife Avocado ist auch sehr angenehm nach den Tagen.

Wasserfasten: Ab 7 Tagen empfehle ich etwas Kokosnussöl löffeln, Wassermelonen, etwas Orangensaft und dann erstmal auf seinen Magen hören. Kein Brot!!! Keine Kartoffeln, Nudeln, Reis oder ähnliches... Das kann den Magen sehr verschleimen und die Gifte, die sich in der Zeit gelöst haben, können nicht den Darm verlassen.

Trockenfasten:

Als Beginner sollte man nicht sofort ohne Wasser fasten.

Als erfahrener Wasserfastender, hat man ein gewisses
Gefühl, was man danach essen sollte.

Wenn ich trockenfaste, breche ich es mit
Kokosnusswasser.
Dann kommt ein Saft und dann nach ein paar Stunden
Früchte oder eine Suppe.
Wenn man sich dann wieder recht fit fühlt, kann man
wieder normal essen, nur kein Brot etc. (siehe
Wasserfasten ab 7 Tagen)

Gier frisst Hirn

Auch ich bin nicht unfehlbar.
Auch ich habe einiges Dummes getestet bei meinem Fasten.
Z.B. 2,5 Tage trockengefastet und danach direkt 2 Pizzen verschlungen.
Es waren geschmacklich die besten Pizzen meines Lebens, aber die Bauchschmerzen waren unerträglich und zu dem Zeitpunkt hatte ich bereits einen sehr sauberen Körper.
Ich denke, wäre es mein erstes Fasten gewesen, wäre ich mit Sicherheit im Krankenhaus gelandet.
Vorsicht! Beim Fastenbrechen.
Es kann sehr schädlich sein, wenn man das Falsche isst und der Darm sich nach dem Fasten nicht schnell entleert.

Also viel trinken und hoffen, dass man auf Toilette kann.
Spätestens beim ersten festen Essen, bewegt sich der Darm in dem Maße, dass er sich entleert.
Und nicht wundern, wenn es fürchterlich stinkt.

Was ich gerne vor 10 Jahren, vor meinem ersten Fasten, gewusst hätte

Dieses Kapitel wird etwas Wiederholung sein, aber sehr viel Wissen zusammenfügen.

-Wie ich es geschafft habe, 4 Wochen, trotz körperlich anstrengender Arbeit zu fasten.
-Was ich für Fehler gemacht habe
-Warum und wie ich weiter regelmäßig faste
-Das perfekte Leben, durchs Fasten
-Ein paar Geheimtipps, zum lächerlich schnellen Abnehmen

Mein Warum:

4 Wochen ohne Essen ist eine lange Zeit. Dabei noch zu arbeiten, und am Nachmittag zusätzlich joggen und dabei etwa 4 Stunden Schlaf pro Nacht, hätte selbst ich nicht gedacht.

Wie ich schon erwähnte, lag ich für 3 Tage im Krankhaus auf der Krebsstation und habe ziemliches Elend gesehen. Einen Mann, der sein ganzes Leben gearbeitet hat, um dann, nach der Chemo, keiner Arbeit mehr nachgehen zu können und dann nach und nach sein Haus verliert. Seine Familie ist eh schon gegangen, weil er zu viel arbeitete.

Ein anderer Mann bekam Besuch von seiner Familie, die ständig nur weinte.

Eine Nacht, hörte ich eine sterbende alte Frau stöhnen.

Das machte was mit mir...
Ich wollte so nicht enden, auch wenn ich keinen Krebs hatte.

Nun, ich war absolut verzweifelt. Und das ist der wichtigste Teil im Fasten.
Der Emotionale Teil.

Ich habe in den Jahren so vielen Menschen erzählt, wie großartig fasten sei, aber es interessierte sie nicht. Eine Handvoll machte es mal 1 Woche, aber auch nur, weil sie mir sehr vertrauten und sie nicht ganz gesund waren oder sich einfach besser fühlen wollten.

Man kann den Mitmenschen mit den besten Argumenten kommen... es bringt nichts.
Ich habe schon seit Jahren nicht mehr versucht, jemanden davon zu überzeugen.
Wenn du dieses Buch kaufst, hast du eh Interesse, besonders, wenn du bis hierhin gelesen hast.

Fastenbeginn und Fehler

Ich hatte Unmengen von Energie. Ich hatte ja keine Verdauung, den Willen abzunehmen und meinen Darm zu entlasten, bzw. zu heilen.

Mit Rizinusöl habe ich mich entleert und ein paar Tage vorher schon Früchte gegessen.
Von Salz hatte ich zu der Zeit noch keine Ahnung, weshalb mir oft schwindelig wurde und auch das ein oder andere Mal fast umgefallen wäre.
Die ersten Tage waren schrecklich. Ich war launisch, aber wusste da schon etwas von Ketose. Somit habe ich mich entschieden, mir die ersten Tage die Laufschuhe anzuziehen und einfach zu laufen.
Die Endorphine, während des Laufes, taten sehr gut. Endorphine (Endogene Morphine) sind ein natürliches Morphin. Sie betäuben also den Körper.
Ich habe also meine gesamte Zuckersucht und meine eigentlichen Probleme mit einer körpereigenen Droge unterdrückt. Abgenommen habe ich und auch meinen Darm geheilt, allerdings war ich die gesamten 4 Wochen „unter Strom!"
Es war nur bedingt ein Heilfasten.

Durch diesen eisernen Willen, abzunehmen, und auch die schnellen Erfolge, konnte ich mich regelmäßig auch zum Grillen mit Freunde dazu setzen. Das würde ich allerdings anfangs meiden, weil die erste Woche immer Fragen aufkam, was ich überhaupt mache... Das war sehr nervig und stressig.

Während des ersten Fastens habe ich noch keinen Kaffee getrunken, weshalb ich dann hin und wieder Zerogetränke trank. Großer Fehler...

Es ging mir dann im ersten Moment sehr gut. Es war ein großartiges Gefühl, aber ich wurde irgendwie müde, was ich in der Zeit überhaupt nicht kannte. Ich trank es immer, wenn ich richtig gestresst war und bemerkte später immer diese Trägheit, was mir dann zeigte, dass Zerogetränke für ein Fasten kontraproduktiv sind, wegen der Insulinproduktion.

Die Frage bzgl. Kaugummis oder zuckerfreie Bonbons kam auf, welche ich seit Ewigkeiten nicht mehr nutze, aber da wird es das gleiche Problem sein. Ich würde sie meiden.

Es war Sommer, als ich fastete und ständig körperlich aktiv, weshalb ich täglich mindestens 2x duschte. Somit haben meine Mitmenschen meine Entgiftung über den Schweiß nicht so sehr gerochen.

Teilweise war es allerdings wirklich extrem, wie stark ich roch.

Auch der Keto-Atem, oder auch die Gifte, die sich lösten, habe ich selbst im Mund geschmeckt. Man beachte aber auch, dass ich täglich, über die 28 Tage, fast 1 Kg abgenommen habe. Das ist kein Standard.

Entweder zieht man es durch und lebt mit dem Geruch oder man fastet nicht so intensiv. Ich habe alles probiert. 3 – 4x am Tag Zähneputzen, Mundwasser oder die Zunge abgekratzt. Es kommt von innen und will heraus.

Tipp: Mit „nicht so intensiv fasten" meine ich, dass man kein Sport treiben soll oder mal Kalorien, ohne Ballaststoffe zu sich nimmt. Eier, Milch oder Fleisch, damit der Körper verdauen muss und die Entgiftung stoppt.

Meine anderen Entgiftungserscheinungen waren nicht so schlimm, wie ich erwartete. Schwindel, Geruch, ein paar

Magenkrämpfe und zeitweise viele Pickel waren die schlimmsten Erfahrungen in den 4 Wochen.
Aber wie gesagt... Ich hatte viel Bewegung und somit viel Stress im Körper, weshalb ich auch viele Muskeln verlor. Es war kein wirkliches Heilfasten.

Seitdem ich das weiss, gehe ich nicht mehr joggen, gar nicht mehr. Das Verlangen nach Zucker, und die Unruhe, die dann aufkommt, stehe ich mittlerweile einfach durch. Ich tue mir Ruhe an und fühle die aufkommende Angst und laufe ihr nicht mehr davon.
Es ist simple Traumatherapie. Ich lasse bei jedem Fasten immer mehr Ängste einfach los. Nach ein paar Jahren macht es sogar Spaß durch diese Ängste zu gehen. Damals hätte ich mich niemals getraut, dieses Buch zu schreiben, geschweige denn, die Ruhe zu finden, so viele Seiten zu schreiben.

Mein Fasten habe ich mit Kokoswasser und Wassermelonen gebrochen. Noch nie hat eine Wassermelone so gut geschmeckt.
Schnell bewegte sich etwas in meinem Magen. Als ich diese Gifte, die sich über 4 Wochen lösten, aus meinem Körper hatte, fühlte ich mich großartig. So gut, wie nie zuvor.

In den folgenden Fasten, als ich wirklich nur Ruhe hatte, ging es mir tatsächlich viel schlechter. Es waren oft nur 3 – 7 Tage Fasten, aber der Körper hatte keinen Stress und begab sich in den Parasympathikus und ich hatte oft eine Art Grippe, Schmerzen in den Gliedern, ein angenehmes Kribbeln an den Armen oder Fingern. Ich habe oft getestet, ob ich wirklich krank war. Aber in dem Moment, als ich wieder was aß, waren die Schmerzen und Symptome sofort weg.

Obwohl ich mich während des ruhigen Fastens schlechter gefühlt habe, ging es mir danach immer viel viel besser, was für mich eine gute Investition ist.

Mein größter Fehler war, nach einem 2,5-tägigen Trockenfasten so gierig gewesen zu sein, dass ich direkt 2 Pizzen aß. Es war zunächst eine schreckliche Erfahrung, da man so hilflos miterleben muss, dass man sich gerade, aus Dummheit und Gier, selbst extreme Schmerzen zugefügt hat. Was mir allerdings auch eine gewisse Klarheit gab, weil ich realisierte, dass man jeden Moment eine Entscheidung hat, ob man seinem Leben was Gutes oder Schlechtes antun möchte.

Und sonst waren die gröbsten Fehler, dass ich zu wenig Salz zu mir nahm oder mir zu viel Stress angetan habe.
Achte auf die 2 – 3 Tage vor dem Fasten und auf das Fastenbrechen.
Steh bei langem Fasten nicht so hastig auf, was Schwindel erzeugen kann.
Im Hochsommer würde ich das Trockenfasten vermeiden.
Solange man beim Wasserfasten genug Salzwasser trinkt, ist der Sommer sogar angenehm für ein Fasten.
Bei wichtigen Terminen würde ich auch nicht fasten, da man dann manchmal zu Vergesslichkeit neigen könnte.
Und natürlich der Geruchsfaktor.

Warum und wie ich weiter regelmäßig faste

Ich mache mittlerweile nur noch maximal 7 Tage Wasserfasten oder maximal 3 Tage Trocken.
Die Vorbereitung mit Rizinusöl ist mir auf Dauer zu lästig, da das Öl ungesund ist, weil es sonst seine Wirkung nicht hätte. Es wird vom Körper abgestoßen, was der eigentliche Reinigungseffekt ist.

Ich mache regelmäßig, 1-2 x in der Woche, Tagesfasten, sowohl mit Wasser oder trocken.
Intermittierendes Fasten mache ich oft unbewusst.

Warum ich regelmäßig faste, da ich dieses Völlegefühl nicht mehr mag. Damals brauchte ich das regelmäßig, weil ich damals auch gedanklich mehr Probleme hatte, die durch das Essen unterdrückt wurden.
Außerdem ist es für mich angenehmer, einen leeren Magen zu haben und dann nicht nach dem Essen zu unterzuckern und dadurch müde zu sein.
Essen gibt dem Körper zwar Energie, aber muss es auch immer verarbeiten.
Und je mehr und schlechter man isst, desto schneller altert man. Nicht nur durch die Glykation, bei dem die Zellen durch Zucker zerstört werden, sondern weil der Körper mehr Arbeit hat.

Das perfekte Leben, durchs Fasten

Was ist im Leben wirklich wichtig?
Meiner Meinung nach Gesundheit, innere Ruhe, Beziehung (Partnerschaft, Freunde und Kollegen) und Geld.
Wie kann man alle 4 Punkte für sich erreichen? Durch Energie.
In meinem ersten Fasten in den 4 Wochen, habe ich diese unbegrenzte Energie erlebt.
Als ich, nach den 4 Wochen, wieder einigermaßen normal aß, wurde ich wieder schneller müde. Schlief 8 Stunden und war nach dem Essen schlapp. Ich war wieder in den alten Mustern... in den normalen Mustern. Wenn ich nämlich von dieser Energie erzählte, glaubte mir nahezu niemand.
Ich probierte Kaffee, was anfangs ein super Mittelchen war, um diese Energie ansatzweise zu erlangen. Energy Drinks waren zeitweise auch eine Möglichkeit.

Auf Dauer erkannte ich aber, dass ich durch beide Getränke kleine Panikattacken erhielt.

Dann hat der Körper wieder ständig Insulin ausgeschüttet, weil man nach diesen Getränken wieder in der „Zuckerverbrennung" steckt und ich nie an die wirkliche Energie des Körpers gelange. Nämlich an die eigenen Fettreserven oder das Fett, was man isst.

Hier erkläre ich mal die LKW – Analogie.
Leider nicht von mir, aber trotzdem großartig.

Ein Tanklaster mit Benzin im kleinen Tank, mit dem er für ein paar Stunden fahren kann.
Genau, wie der Körper, wenn er Kohlenhydrate im Blut und Glykogenspeicher in der Leber und Muskeln hat.
Schnelle Energie.

Der Tanklaster hat dann zusätzlich einen großen vollen Benzintank, den er hinter sich herzieht. Dieser große Tank ist im Menschen, das Fett am Körper.
Der Tanklaster ist nicht in der Lage an diese große Menge an Benzin zu gelangen und würde, obwohl der große Tank voll ist, schwächeln und stoppen, wenn der kleine Tank leer ist.

Genau das Gleiche ist, wenn man Kohlenhydrate oder generell Insulin im Körper hat.
Der Körper verbrennt schnell seinen „kleinen Tank" und ist dadurch nicht in der Lage, mit Ketonkörper, an den „großen Tank Benzin" zu gelangen.

Selbst dicke Menschen, mit einem „riesigen Tank" am Körper, müssen schnell wieder den kleinen Tank nachfüllen, um zu funktionieren.

Dabei müssen sie „nur" so leben, damit sie kein/sehr wenig Insulin produzieren, um Zugriff auf den „großen Tank" zu bekommen und den „kleinen Tank" erstmal nicht mehr füllen müssen.

Im Fasten ist das kein Problem, wenn kein Insulin produziert wird, allerdings kann man leider nicht sein ganzes Leben fasten. Somit muss man so selten oder so klein essen, wie möglich, um die Verdauung zu reduzieren und so viel Fett und nur relativ wenig Eiweiss zu sich nehmen, wie möglich. Fett hat 9 kcal, Eiweiss und Kohlenhydrate 4 kcal.

Die Rechnung mit Kohlenhydraten geht, wegen Insulin, nicht auf und Eiweiss hilft in der Energierechnung nur, wenn man nicht zu viel davon isst, sonst wird es zu Kohlenhydraten umgewandelt.

Immer, wenn ich 80-85% Fett und 15-20% Eiweiss esse, habe ich diese Unmengen von Energie.

Natürlich funktioniert diese Umstellung nicht sofort, aber wenn man 3 – 4 Tage wasserfastet, ist das Insulin, in der Regel, so niedrig und die ersten Entgiftungen sind vorüber, dass man diese gefühlte unbegrenzte Energie spüren kann.

Ich würde eher Fleisch, Eier und Butter essen, als Milchprodukte oder Salate/Gemüse.

Milch hat Milchzucker (Laktose). Salate und Gemüse haben kleine Mengen an Kohlenhydrate in sich. Selbst ein Kopfsalat wird im Darm später erwärmt und diese Wärme erzeugt Kohlenhydrate. Solange der Salat dann im Darm liegt, schüttet der Körper Insulin aus.

Je weniger Insulin im Körper, desto mehr Ketonkörper und dadurch die Möglichkeit Energie aus deinem „riesigen Tank" zu bekommen. Man nennt es auch Fett – Adaption.

Was bringt das mit sich...?

Dieses ständige Gefühl essen zu müssen ist irgendwann weg!!!

Kein Bedürfnis mehr, während der Arbeit einen Kaffee trinken zu müssen, weil man Koffein „benötigt". Kein Suchen mehr von Süßigkeiten, weil man nicht mehr durch die Zuckersucht gestresst ist.

Auch verschwindet irgendwann die innere Unruhe. Man ist glücklich mit sich selbst.

Es gibt einfach nur Klarheit, einen großartigen Fokus und viel viel Energie im Leben.

Diese Energie muss man dann allerdings auch, für sich sinnvolle Themen und Ziele nutzen, sonst hat man keinen Sinn im Leben. Nur, wenn man sich täglich einer sinnvollen Tätigkeit hingibt, hat man diese Unmengen von Energie und die Fett – Adaption macht erst wirklich Sinn.

Ein paar Geheimtipps, zum lächerlich schnellen Abnehmen

Dieser Geheimtipp ist eine abgeänderte Form des Trockenfastens:
Wie ich schon erwähnte, ist Trockenfasten nichts für Anfänger und besonders diese Art ist nur für Menschen, die ihren Körper gut kennen und oft gefastet haben.
Diese Methode ist extrem und ich mache es nur, wenn ich viel Ruhe habe und das Wetter kühl ist.

Die Funktion des Körpers während des Prozesses ist allerdings sehr interessant, weshalb ich sie trotzdem erwähne.

Trockenfasten bedeutet, dass man kein Wasser zu sich nimmt.
Manche vermeiden auch das Duschen.

Es wird gesagt, dass man nach 3 Tagen, ohne Wasser, stirbt, was nur begrenzt stimmt.

Wenn man trockenfastet, ist man schnell in der Ketose.
Beginnt der Körper den Wassermangel zu realisieren, werden den Entzündungen das Wasser entzogen, schädliche Bakterien sterben ab, der gesamte Körper heilt extrem schnell.
Ich hatte einen Schnitt, bevor ich damit anfing und er heilte mindestens doppelt so schnell und das sogar ohne große Schmerzen.

Kommt der Körper in wirkliche Wassernot, benötigt der Körper Wasser aus den Zellen. Dieses Wasser nennt sich metabolisches Wasser.
Bei Sportlern kann dieser Vorgang sogar während des Laufes stattfinden.
Beim Trockenfasten habe ich mich dann immer hingelegt, wenn ich richtig müde war und schlief. Nach ein paar Stunden war ich wieder fit und konnte von dem neuen Wasser zehren.
Der Körper nimmt sich Fettzellen vor und zehrt von dem Wasser daraus für den Körper. Zusätzlich wandelt er das freigesetzte Fett, in Wasser, um. Etwa 1:1 Wasser aus Fett.
Du überlebst, nimmst schnell Fett ab, entgiftest allerdings sehr stark. Die Fettzellen werden so schnell gelöst und somit wird der Körper überflutet von den alten Giften, die darin festgesetzt waren.
Beachte, dass man wirklich erst nach dem Schlaf das meiste Gewicht verliert. Ich hatte Tage, an denen ich über den Tag 600gr und am Morgen danach zusätzlich 800gr weniger auf der Waage hatte.
Deshalb ist das Trockenfasten auch so extrem gefährlich für Anfänger. Wirklich!!! Nicht als Beginner trockenfasten!!!

Nun, das ist grob die Erklärung von Trockenfasten.

Jetzt kommt der Zusatz.
Warnung! Das ist wirklich anstrengend für den Körper!

Während des Wassermangels... meistens im 2. Tag des Fastens, wenn der Körper bereits von dem metabolischen Wasser zehrt, tust du alles, um dem Körper noch mehr Wasser zu entziehen.

-Leichte Spaziergänge über Stunden. (Beachte, dass du nicht alleine gehst und Kokoswasser mithast)

-Salz löffeln. 1/4 – ½ TL Meersalz (kein Kalium!!! Kalium immer in Wasser verdünnen) etc. mit einem Schluck Wasser runter. Kann man alle 3 - 4 Stunden wiederholen. Das Salz entzieht dem Körper das metabolische Wasser und der Körper wird gezwungen wieder zu schlafen, bzw. mehr Fettzellen zu lösen. Der Körper bekommt Elektrolyte, verliert allerdings wirklich viel Wasser.
-Sauna. Möglichst in einer privaten Sauna, die man schnell wieder verlassen kann und nicht allein saunieren. Unten sitzen und Kokoswasser in Griffweite haben. Möglichst nach dem Saunagang schlafen. Frische Luft tut eh immer gut.

Alle 3 Möglichkeiten sind wirklich hart für den Körper und ich machte alle in einem Trockenfasten.
Ich habe vor dem Trockenfasten schon ketogen gegessen, damit meine Glykogenspeicher geleert waren und ich bereits in Ketose war.

1 – 2 Kg habe ich täglich etwa abgenommen. Ich rate es nur Leuten, die ihren Körper gut kennen und die letzten Kilos, für die Sommerfigur, verlieren wollen.

Allerdings hatte ich am Ende dieses Fastens starke Nierenschmerzen, sodass ich aufhören musste, weil ich nicht mehr schlafen konnte.

Mit viel Kokoswasser und Früchten wurde das Problem gelöst.

Ich gebe ja zu, da habe ich etwas übertrieben, aber immerhin habe ich vieles daraus gelernt.

Schlusswort

Ich bedanke mich bei dir, dass du es so weit geschafft hast. Mir ist klar, dass du nicht der gleichen Meinung sein wirst, wie ich.
Hoffentlich hast du zumindest ein paar wertvolle Informationen aus diesem Buch mitnehmen können.

Ich würde mich freuen, wenn du, mit meinen Tipps und Wissen, dein erstes erfolgreiches Fasten absolvierst.
Somit du dein Traumgewicht erreichst und falls du eine Krankheit hast, wie ich sie hatte... Tu dir Ruhe an und denk an dich!
Nur an dich! Du bist die wichtigste Person in deinem Leben.
Wenn du dich nicht für das Wichtigste nimmst, wirst du dann eh bald nicht mehr für andere da sein... somit könntest du ihnen dann auch nicht mehr helfen.

Ich wünsche dir alles Gute in deinem weiteren Leben und wenn dir dieses Buch gefallen hat, werden dir meine kommenden Bücher sicher auch gefallen.

Sie werden auch über Gesundheit, also Ernährung und Psychologie handeln.
Auf Wiedersehen und ein schönes Fasten ☺

Oliver

Impressum:

Texte: © Copyright by Oliver Jürgens

Self-Publishing:
Oliver Jürgens
Weißdornring 31
59597 Erwitte

ISBN: 9798332773075

Druck: Independently Published

Kdp Amazon